名医教你育儿防病丛书

总主编　陈永辉

小儿腹泻

主　编　琚　玮

副主编　张俊广　郭　薇

编　委　琚　玮　张俊广　郭　薇　雷宝杰
　　　　田　羽　张小华　逯俊霞　李盼盼

中国中医药出版社
·北　京·

图书在版编目（CIP）数据

小儿腹泻 / 琚玮主编 . —北京：中国中医药出版社，2019.3

（名医教你育儿防病丛书）

ISBN 978 – 7 – 5132 – 4826 – 6

Ⅰ . ①小… Ⅱ . ①琚… Ⅲ . ①小儿疾病—腹泻—防治 Ⅳ . ① R723.11

中国版本图书馆 CIP 数据核字（2018）第 052822 号

中国中医药出版社出版

北京市朝阳区北三环东路 28 号易亨大厦 16 层

邮政编码　100013

传真　010-64405750

河北省武强县画业有限责任公司印刷

各地新华书店经销

开本 710×1000　1/16　印张 11　字数 141 千字

2019 年 3 月第 1 版　2019 年 3 月第 1 次印刷

书号　ISBN 978 – 7 – 5132 – 4826 – 6

定价　49.00 元

网址　www.cptcm.com

社 长 热 线　010-64405720

购 书 热 线　010-89535836

维 权 打 假　010-64405753

微信服务号　zgzyycbs

微商城网址　https://kdt.im/LIdUGr

官 方 微 博　http://e.weibo.com/cptcm

天猫旗舰店网址　https://zgzyycbs.tmall.com

如有印装质量问题请与本社出版部联系（010-64405510）

　　作为一名儿科医生，三十余年来我致力于儿科疾病的临床实践，亲眼目睹了许多家长面对生病宝宝的束手无策以及"病急乱投医"的做法，导致宝宝病情无改善甚至加重，最终贻误病情，令人痛心！每当这个时候，我就会萌生这样的想法：将家长培养成孩子的第一任保健医生——在日常生活中能科学育儿，积极预防疾病的发生；一旦宝宝病了，能明白是怎么回事，能简单处理，减轻孩子的痛苦，减少去医院的次数，避免过多地服用药物和过度医疗。

　　现阶段，"就医难，看病贵"的情况仍然存在，尤其儿科，有限的医疗资源不能满足广大患者的需求，使小儿就医显得更加困难。培养爸爸妈妈成为宝宝的家庭保健医生是一件必要且十分有意义的事情。但这需要家长付出十分的用心，相信每位爸爸妈妈都愿意并乐意为宝宝"用心"。

孟母育儿，曾三迁，我们育儿，无须周折，只要您每天用心学习一点点，宝宝就可少受病痛折磨，少去医院，少服药物。这就是我们编写此套丛书的初衷，从一个家庭保健医生的角度出发，使家长们认识了解常见的儿童疾病，掌握简单的家庭调养方法，更好地呵护生病的宝宝，预防疾病的发生。

愿此套丛书能帮助更多的家长科学育儿，使更多的宝宝开心健康成长。

陈永辉

2018 年 1 月 1 日

INTRODUCTION

　　"腹泻"是儿童时期发病率最高的疾病之一，是世界性公共卫生问题。腹泻同样是我国儿童的常见病，据有关资料显示，我国5岁以下儿童腹泻的发病率为201%，平均每年每个儿童年发病3.5次。每个孩子都拉过肚子，每位家长都为孩子的腹泻操过心。有的家长认为腹泻是个小毛病，暖暖肚子，过几天自然就好了，但若孩子严重腹泻时会出现水、电解质、酸碱平衡紊乱，或有代谢性酸中毒、低钾血症、低钙血症和低镁血症，甚至低血容量性休克而致死亡等严重并发症。家长的忽视往往会使孩子错失最佳的治疗时机，甚而造成不可挽回的后果。也有一部分家长过于紧张，孩子只要有一点大便偏稀、一天上两次厕所就赶紧上医院，输液、打针，过度医疗，也会给孩子带来不必要的伤害。为了使孩子们能在患腹泻这一最常见疾病时得到正确的处理，作为家长，我们应该了解一些腹泻的相关知识，明确其产生的原因、患病后应如何在家中处理以及如何预防，为孩子的健康成长打下良好的基础。

本书以问答的形式详细介绍了小儿腹泻的病因、临床表现、相关并发症、中西医防治方法、饮食调养、家庭护理等患儿家长关心的问题。其内容涉及面较广，力求做到深入浅出，通俗易懂。希望一册在手，犹如一位经验丰富而又不厌其烦的医生伴随在患儿家长左右。从此，家长在孩子腹泻时不再惊慌失措、小题大做、一天跑几次医院，也不会麻痹大意，贻误孩子的病情。

本书在编写过程中参阅并引用了许多相关著作及文章，恕未予以一一注明，谨向原作者致以衷心的感谢。由于作者水平有限，书中错误、疏漏之处在所难免，敬请各位同道及广大读者批评指正。

编者

2018 年 2 月

CONTENTS

NO.3
我家孩子是腹泻吗

NO.4
小儿腹泻的最新中西医治疗方法

NO.5
孩子得了腹泻，父母是最好的保健医

NO.6
药食同源，应该给孩子这样吃

NO.7
预防、养护与康复

NO.1

到底什么是腹泻

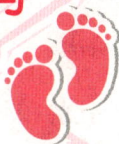

1 什么是腹泻

　　腹泻是一组多病原、多因素引起的，以大便次数增多和大便形状改变为特点的消化道综合征。正常宝宝一般每天大便 1～2 次，呈黄色条状物。腹泻时会比正常情况下排便次数增多，轻者 4～6 次，重者可达 10 次以上，为稀水便、蛋花汤样便，有时是黏液便或脓血便。

　　通俗来讲，腹泻就是指小儿粪便的性状和次数发生了改变，其实就是它的性状由干的变成了稀的，次数由少变多，这个时候叫腹泻。那么，多到什么程度才称腹泻呢？通常 24 小时之内，如果排便在 3 次以上，就可以视为腹泻。但是也不是绝对的，因为有很多孩子正常排便次数就要多于 3 次，比如很多吃母乳的孩子，便次非常多，可达 5～6 次。所以医生在判断的时候，要询问病史，如果便次差不多是平时的 2 倍，我们说肯定是腹泻了。还有，大便性状比大便次数更重要一些，如果是稀便就更说明问题，必须要有性状改变才是腹泻。

专家提醒：

　　判断是否腹泻，一看排便次数，二看排便性状。

2 腹泻的患病率如何

大眼睛的心心今年 1 岁半了，从 8 个月开始就经常拉肚子，而且每次持续时间都很长，每到这时妈妈都得请假带她上医院。这两天她又拉肚子了，大便呈蛋花样。妈妈跟给她看病的医生抱怨："我这个孩子身体怎么这么差，总是拉肚子。"那么，心心是不是真的比别的孩子身体差，所以患腹泻的次数多呢？

很多年轻的妈妈都有过这样的经历：孩子半岁前很少拉肚子，半岁后添加辅食，就经常会拉肚子。到医院看病发现拉肚子也是小婴孩居多，这是为什么呢？

6 个月～ 2 岁婴幼儿的腹泻发病率最高，1 岁以内约占半数，全世界每年死于腹泻的儿童高达 500 万～ 1800 万。在我国，小儿腹泻是仅次于呼吸道感染的第二常见病、多发病。如果不能及时有效地进行治疗，死亡率也很高。腹泻也是造成儿童营养不良、生长发育障碍的主要原因之一。

3 什么季节容易患腹泻

腹泻的发病高峰期在每年的 6 ～ 9 月、10 月～次年 1 月。夏季腹泻通常是由细菌感染所致，多为黏液便，具有腥臭味。秋季腹泻多由轮状病毒引起，以稀水便或稀糊便多见，但无腥臭味。

4 要注意细菌性痢疾

丽丽今年2岁，从昨天晚上就说自己肚子疼，哭闹。妈妈认为丽丽是吃多了，不舒服，认为拉拉大便就好了。凌晨时丽丽拉了稀便，仍然哭闹，后来竟然发起了烧，妈妈认为孩子可能感冒了，又给丽丽吃了感冒药，可是效果不是很好。到了早上，丽丽拉的大便有很多黏液，还夹有红丝。妈妈带丽丽去医院就诊，大夫说丽丽是细菌性痢疾，要到感染病科留院观察。输了几天液丽丽才痊愈，丽丽妈妈很困惑，不就是拉肚子吗，还让留院观察，大夫还很严肃地报了传染病卡，细菌性痢疾有那么严重吗？

细菌性痢疾是由痢疾杆菌引起的肠道传染病，好发于夏秋季。临床主要表现为发热、腹痛、腹泻、里急后重和黏液脓血便，严重者可发生感染性休克和（或）中毒性脑病。急性期一般数日即愈，少数患者病情迁延不愈，发展成为慢性菌痢，可以反复发作。

5 家长要重视慢性腹泻

宝宝2个月前拉了1次肚子，到医院吃药后基本控制住了。可自此以后，宝宝似乎胃肠特别差，大便明显跟以前不一样，每天3～5次，质偏稀，吃过饭就容易拉，吃多了也拉，稍一受凉还拉。2个月来断断续续就没有好过，孩子越来越瘦。到医院查大便常规也正常，大夫说是慢性腹泻，开了一些调节肠道菌群的药，效果不是很好。后来到中医院，大夫给开了贴肚脐的膏药和中药，并告诉妈妈一些食疗的方法，宝宝才慢慢好起来。什么是慢性腹泻，为什么这么难治？

我们将病程大于2个月的腹泻称为慢性腹泻，常见的症状为大便性状改变或大便量增加，以大便性状改变为主要特征，表现为水样便、稀糊便、黏冻血便等，可伴有呕吐、食欲不振；病程较长者可出现营养不良、发育迟缓、微量元素缺乏；严重者可伴有电解质和酸碱平衡的紊乱，甚至危及生命。

慢性腹泻会导致营养不良，严重的话会引起死亡。专家介绍，全世界每年死于腹泻的儿童有500万～1800万，腹泻已成为儿童死亡的第一位原因。我国小儿慢性腹泻的病因主要是沙门菌，同时会伴有肠道功能失调。

慢性腹泻是一个多病因、多因素的疾病，其常见的病因有感染、炎症性肠病、乳糖酶缺乏症、食物过敏，小肠淋巴管扩张症、短肠综合征等引起的营养吸收不良。其他还有药物性腹泻、肿瘤、内分泌疾病等引起的慢性腹泻。

明确病因对慢性腹泻的诊断和治疗是有十分重要意义的。除通过病史、粪便检查、病原微生物、过敏原检测等检查了解腹泻的情况和病因外，近年来随着小儿内镜技术的发展，大肠镜和小肠镜成为明确病因不可缺少的手段之一。我们发现慢性腹泻患者的肠黏膜都会有许多特征性的变化，运用肠黏膜活检并结合相应检测手段，常能够明确慢性腹泻的发病原因，保证慢性腹泻患儿得到及时有效的治疗。

作为家长，当发现我们的孩子出现各种腹泻症状时，切不可忽视，只有在早期明确诊断，进行正确的治疗，才能将慢性腹泻对儿童的危害程度降至最低。同时，我们也应注意饮食卫生，避免滥用抗生素等药物，科学添加辅食，保持肠道菌群的平衡，这些都能在一定程度上预防腹泻的发生，使孩子们健康地成长。

专家提醒：

对于慢性腹泻，可以用多种治疗方法结合，如中药、西药、外治、食疗等相结合可有满意的效果。

6 腹泻的危害有哪些

宝宝3个月前得了一次腹泻，从那以后孩子就很容易得病，不是咳嗽就是发烧，或者食积、拉肚子。最近又发烧了，得了肺炎，住院了，让妈妈很烦心。大夫告诉妈妈说：宝宝上次腹泻后胃肠功能受损，消化吸收不好，抵抗力下降，才会反复得病。那么腹泻的危害都有哪些呢？

腹泻常可导致营养不良、多种维生素缺乏和多种感染。

消化道外感染

消化道外感染可能是腹泻的病因，而腹泻后全身抵抗力低下也可导致感染。常见的有皮肤化脓性感染、泌尿系感染、中耳炎、上呼吸道感染、支气管炎、肺炎、静脉炎和败血症。病毒性肠炎偶可并发心肌炎。

🦋 鹅口疮

腹泻病程迁延或原有营养不良的患儿易并发鹅口疮，尤其在长期使用广谱抗生素后更易，如不及时停药，真菌可侵及肠道，甚至引起全身性真菌病。

🦋 中毒性肝炎

腹泻病程中可出现黄疸，多见于原有营养不良的患儿。这可能是由大肠杆菌引起的肠炎，并发大肠杆菌败血症，导致中毒性肝炎。腹泻后病情很快加重，出现黄疸后很快死亡。但如及早发现并及时注射多黏菌素、氨苄西林或羧苄西林，多数可治愈。

🦋 营养不良和维生素缺乏

腹泻迁延日久，或反复多次禁食，长期热量不足，易导致营养不良、贫血和维生素 A 缺乏。久泻致肝功能受损，维生素 K 吸收减少和凝血酶原降低，而致出血。

🦋 其他

严重脱水时可并发急性肾功能衰竭。此外还有中毒性肠麻痹、肠出血、肠穿孔、肠套叠和胃扩张。还可因输液不当引起急性心力衰竭、高钠或低钠血症、高钾血症。婴儿呕吐护理不周时可引起窒息。

专家提醒：

家里有腹泻的宝宝，家长一定要注意及时治疗，合理正确养护，让宝宝尽快痊愈，远离各种相关并发症。

小儿腹泻

NO.2

为什么孩子会出现腹泻

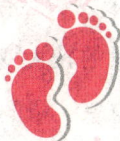

1 小儿消化道有什么特点

由于小儿胃肠道尚未发育成熟，胃酸少，杀菌能力差，病菌很容易闯过胃酸这一关，进入肠道而引起腹泻。小儿胃肠道中各种消化酶少，不利于食物消化，易引起消化不良而发生腹泻。

2 为什么小儿容易出现腹泻

明明今年1岁3个月，昨天晚上又拉肚子了，今天一早，妈妈带他去医院看病，发现看腹泻的以2岁以下的小宝宝居多，大夫也说，小宝宝最容易发生腹泻，这是为什么？

婴幼儿消化系统尚未发育成熟，胃酸和消化酶分泌的少，酶活力偏低，不能适应食物质和量的较大变化。婴幼儿水代谢旺盛，1岁以内每日摄入及排出的水分占体内总液量的1/2（成人为1/7），对缺水的耐受力差，一旦失水容易发生体液紊乱；婴儿时期神经、内分泌、循环、肝、肾功能发育不成熟，容易发生胃肠道功能紊乱。

生长发育快，所需营养物质相对较多，且婴儿食物以液体为主，进入量较多，胃肠道负担重，也可导致婴幼儿腹泻。

机体防御功能差。婴儿胃酸偏低，胃排空较快，对进入胃内的细菌杀灭能力较弱。血清免疫球蛋白（尤其是 IgM、IgA）和胃肠道分泌型 IgA 均较低。

肠道菌群失调。正常肠道菌群对入侵的致病微生物有拮抗作用。新生儿出生后尚未建立正常肠道菌群时，或改变饮食使肠道内环境改变时，或滥用广谱抗生素时，均可使肠道出现病变而致腹泻。

正常菌群的平衡失调，也可导致肠道感染。此外，人工喂养的孩子较母乳喂养的孩子患腹泻的概率大得多，因为母乳中含有大量的体液因子（sIgA、乳铁蛋白）、巨噬细胞和粒细胞、溶菌酶和溶酶体，有很强的抗肠道感染作用。家畜乳汁中虽有某些上述成分，但常在加热过程中破坏，加之人工喂养的食物和食具极易受到污染，故人工喂养小儿肠道感染的发生率明显高于母乳喂养小儿。

专家提醒：

2 岁以下是小宝宝腹泻的高发年龄，作为育儿经验不足的年轻妈妈，一定要多了解相关知识，让宝宝远离腹泻。

3 引起小儿腹泻的病因有哪些

小李今天带宝宝去医院看拉肚子，碰巧遇见同事小张也带着宝宝去看拉肚子，而大夫给自己宝宝开的都是双歧杆菌等调节肠道菌群的药，给小张的孩子开的却是头孢类的抗生素，这让小李很困惑，都是拉肚子，怎么开的药会有这么大的差别？大夫说，这是因为引起两个孩子拉肚子的病因不同。那么，引起腹泻的病因有哪些呢？

腹泻分为感染性腹泻与非感染性腹泻，二者病因不同。

🦋 非感染性病因

①生理性腹泻。母乳的营养成分超过小儿的生理需要量和消化功能的限度时，便会使小儿发生腹泻。②喂食不当可引起腹泻。多为人工喂养儿，由于喂养不定时、量过多或过少，或食物成分不适宜，如过早喂食大量淀粉或脂肪类食物、突然改变食物品种或断奶。③个别小儿对牛奶或某些食物成分过敏或不耐受（如乳糖缺乏），喂食后可发生腹泻。④气候突然变化，腹部受凉使肠蠕动增加，天气过热使消化液分泌减少；或由于口渴吃奶过多，增加消化道负担，均易诱发腹泻。

🦋 感染性病因

分为肠道内感染和肠道外感染。肠道内感染可由病毒、细菌、真菌及寄生虫引起，其中以前两者多见，病毒尤为常见。

另外，患中耳炎、上呼吸道感染、肺炎、泌尿系感染、皮肤感染或急性传染病时，由于发热及病原体的毒素作用，使消化道功能紊乱，可伴有腹泻。有时，肠道外感染的病原体可同时感染肠道（主要是病毒）。

专家提醒：

如果孩子出现腹泻，一定要弄清楚病因，针对病因进行治疗。感染引起的要抗感染；非感染性病因引起的要根据具体情况合理治疗。

4 宝宝拉肚子最常见的病因是什么

前面介绍了引起小儿腹泻的各种病因，下面介绍最常见的6种病因：

🦋 腹泻可能 1：生理性腹泻

出生没几天就开始腹泻，每天大便薄薄的，呈黄色或黄绿色，少则 2～3 次，多则 4～5 次，时间长达几个月，甚至半年，但宝宝长得很好，也未见瘦弱。这种症状在医学上称"婴儿生理性腹泻"，多见于 6 个月以下纯母乳喂养的宝宝。

🦋 腹泻可能 2：喂养不当

过早过多地以粥类或粉糊喂养小儿，碳水化合物过多能引起发酵，产生消化道功能紊乱。未按时添加辅助食品，或于断奶前突然增加食物，或改变食物成分，婴儿因不能适应而产生消化道功能紊乱，发生腹泻。

🦋 腹泻可能 3：乳糖不耐受

乳制品中的糖类主要是乳糖，其消化依靠乳糖消化酵素，若缺少这种酵素就无法消化乳糖。有些宝宝断奶后，不再吃奶或奶制品，由于长期"废用"，乳糖酶活性便随年龄的增长而逐渐减低，最终导致乳糖酶缺乏；或者由于宝宝腹泻，损伤了肠黏膜细胞，使之分泌乳糖酶的能力下降，这就是平时所说的"继发性乳糖不耐受"。饮用乳类便出现腹泻、腹胀等症状，总称为乳糖不耐症。

另外，还有先天性乳糖不耐症，主要是指从婴儿出生即无乳糖酶。这类患儿无论饮用母乳、牛乳均可导致明显的腹泻。

🦋 腹泻可能 4：秋季腹泻

宝宝秋季发生的腹泻，一般由轮状病毒引起，每年 10 月到次年 2 月是轮状病毒致腹泻发病的高峰期。轮状病毒在干燥、寒冷季节容易暴发。由于 6 个月～2 岁的婴幼儿局部免疫力和消化系统发育尚未完全成熟，容易感染轮状病毒而发生腹泻。

🦋 腹泻可能 5：细菌性痢疾

当各种细菌兴风作浪时，细菌性痢疾的发病率就会提高。通常表现为宝宝在腹痛的同时，还会发烧达 39℃，甚至更高，大便次数增多，呈脓血便，腹泻前常有阵发性腹痛，肚子里"咕噜"声增多。由于腹泻，体内电解质紊乱，宝宝脱水严重，因此还会表现为皮肤弹性差、全身无力等。

🦋 腹泻可能6：腹部受凉

有些宝宝睡觉时会踢被子，或者白天玩闹时腹部露在外面，这样就很容易使腹部受凉。一旦腹部着凉，就会使肠管平滑肌受刺激，收缩加强，肠道蠕动也随之加快，正在进行着消化和吸收的食物在肠内通过加快，这不仅影响营养物质在肠道的消化和吸收，还可造成排便次数的增多，且大便常呈稀烂状，因而出现腹泻。

5 为什么食物过敏会引起腹泻

宝宝7个月了，该添加辅食了，妈妈就给宝宝吃容易消化的蛋黄，可是却发现孩子出现了腹泻，大便呈黄绿色，还夹有血丝。妈妈吓坏了，带宝宝到医院查了大便常规，大夫看化验结果后说宝宝大便中白细胞和红细胞都超过正常值，像是细菌性痢疾。还好接诊的是个经验丰富的老大夫，他又仔细询问了宝宝的病史，并认真给宝宝做了体检后说不是细菌痢疾，像是食物过敏，让带宝宝查过敏原。最后查出来是鸡蛋过敏，这让妈妈很疑惑，在大家的印象中过敏会导致哮喘、皮炎，怎么还会让孩子拉肚子？

食物过敏所致的婴儿腹泻多在4～5个月添加辅食的时候出现，但也可在1～3岁甚至更大年龄的孩子中存在。大便可以是稀黏黄色或黄绿色，也可以是带有血丝的红色便，后者大便常规检查可见大量红细胞、白细胞，常被诊断为痢疾、肠炎。

"过敏"这种概念和现象目前医学上仍了解得很不够，很肤浅，但是与以前相比，近年来对"过敏"已有更多认识，并认识到以往的某些认识是不全面甚至是错误的。现在认识到食物过敏或食物不耐受是儿童尤其是婴幼儿常见的腹泻原因，具体的认识有：

（1）既往认为海鲜等蛋白质食物容易引起过敏，目前认识到许多普通食物，如大米、小麦、牛奶、大豆、鸡蛋、苹果、西瓜、胡萝卜等均是小儿尤其是婴幼儿添加辅食过程中过敏的原因。

（2）过敏是一个过程，一段历程。临床表现有皮疹、腹泻、咳喘、鼻炎等。

（3）对某种物质或药物过敏，不一定是长期的，更不是一定是终生的。尤其是婴幼儿时期的过敏多数可在儿童期消失或减弱。

（4）由一些食物导致的婴幼儿过敏性腹泻，可以通过仔细调整添加食物的程序，包括不同食物的添加顺序、食物的量、制作，达到脱敏或耐受的目的，进而改善过敏症状。

（5）婴幼儿食物过敏的消化系统表现有腹泻，可以是不消化的黏液便，也可有痢疾样血丝便。此外还有呕吐、腹胀、嗳气、腹痛、腹部不适、拒食，时间较长可导致生长迟缓、贫血、精神不振，甚至器官衰竭。

（6）食物过敏的相关诊断有（按消化道解剖自上至下）口腔变态反应综合征、食管炎（多伴嗜酸细胞增高）、胃炎、胃－小肠－结肠炎、小肠－结肠炎、直肠－结肠炎、胸前区烧灼感。

（7）临床可误诊为痢疾、细菌性肠炎，或不适当地解释为消化不良、微量元素缺乏、挑食、咽炎，或咽部敏感所致的恶心呕吐。

专家提醒：

在孩子添加辅食的过程中，要注意食物过敏性腹泻，尤其是过敏体质的宝宝（如宝宝出过幼儿湿疹，或者父母都是过敏体质者）。

6 抗生素也会引起腹泻吗

涛涛1岁半了，这两天开始拉肚子，妈妈这几天很忙，就图省事儿带涛涛到家门口的小诊所看病，诊所大夫在没有查大便常规的情况下就说涛涛是"肠炎"，开了抗生素。妈妈给涛涛吃了两天的抗生素，不仅没有好转，反而拉得更厉害了，而且烦躁，精神差，于是赶紧到医院就诊。接诊的大夫详细询问了病史，结合化验结果，告诉妈妈涛涛的腹泻加重是使用抗生素导致的。抗生素不是"消炎"的吗？为什么还会导致腹泻呢？

抗生素相关性腹泻（ADD）是指应用抗生素后发生的与抗生素有关的腹泻。抗生素相关性腹泻的病因和发病机制目前认为主要有以下几个方面：

🦋 肠道菌群紊乱

目前多数研究者认为，抗生素的使用破坏了肠道正常菌群，这是引起腹泻最主要的病因。抗生素会破坏肠道正常菌群，引起肠道菌群失调。Ⅰ度失调是抗生素抑制或杀灭一部分细菌，而促进了另一部分细菌的生长，这就造成了某些部位的正常菌群在组成上和数量上的异常变化或移位，在诱发原因去掉后可逆转为正常比例；Ⅱ度失调是不可逆的比例失调，是在Ⅰ度失调基础上菌群由生理波动转为病理波动；Ⅲ度失调表现为原来的正常菌群大部分被抑制，只有少数机会菌逐渐成为优势状态。肠道菌群紊乱时益生菌数量明显下降，条件致病菌数量异常增多，肠道黏膜屏障损伤，消化吸收代谢受到影响，从而导致AAD。总之，抗生素使肠道菌群紊乱是AAD发生和发展的基础。

🦋 抗生素干扰糖和胆汁酸代谢

抗生素的使用，使肠道生理性细菌明显减少，多糖发酵成短链脂肪酸减少，未经发酵的多糖不易被吸收，滞留于肠道而引起渗透性腹泻。抗生素应用后使具有去羟基作用的细菌数量减少，特别是具有 7α-去羟基功能的细菌数量很低时，可致鹅脱氧胆酸的浓度增加，强烈刺激大肠分泌，故常继发分泌性腹泻。

🦋 抗生素的直接作用

抗生素所致的变态反应、毒性作用可直接引起肠黏膜损害和肠上皮纤毛萎缩，引起细胞内酶（双糖酶）的活性降低，从而导致吸收障碍性腹泻；某些抗生素（如大环内酯类）是胃动素受体的激动剂，而胃动素为胃肠肽，可以刺激胃窦和十二指肠收缩，引起肠蠕动改变，导致腹泻、肠痉挛和呕吐。婴幼儿胃酸浓度低，免疫系统发育不完善，血清免疫球蛋白和胃肠分泌型 IgA 较低，补体水平低，对外界环境变化的耐受力差，使用抗生素后容易发生 AAD。

🦋 抗生素相关性腹泻的临床表现

AAD 以腹泻为主要表现，其临床症状可轻可重。轻型患者仅表现为解稀便 2～3 次/日，持续时间短，没有因腹泻而发生中毒症状，该型属于Ⅰ度～轻Ⅱ度肠道菌群失调，易被临床医师忽视。中型患者肠道菌群失调在Ⅱ度和Ⅱ度以上，临床腹泻次数较多，可以合并肠道机会菌感染（如变形杆菌、假单胞菌、非伤寒沙门菌等），大便可出现红、白细胞，值得注意的是该型易被诊断为感染性腹泻而不断使用大剂量广谱抗生素，其结果是导致抗生素与腹泻形成恶性循环，病情发展。重型患者在严重肠道菌群紊乱的基础上往往继发有特殊条件致病菌感染（如难辨梭状芽孢杆菌、金黄色葡萄球菌、白色念珠菌等），临床症状重，表现为水样便，10～20 次/日，假膜性肠炎（PMC）大便中可见漂浮的假膜，可伴发热、腹部不适、里急后重。少数极严重者（如暴发性结肠炎）除有腹泻外还可发生脱水、电解质紊乱、低蛋白血症或败血症等，甚至出现中毒性巨结肠而见高热、恶心呕吐及肠鸣音减弱，此时胃肠功能衰竭，腹泻可能停止，也可能发生肠穿孔。

❀ 抗生素相关性腹泻的严重程度与下列因素有关

①抗生素使用时间越长，联合使用的抗生素种类越多，腹泻的发生率越高；高级广谱抗生素的种类越多，引起腹泻的危险性越高；②医疗操作、检查和各种治疗措施，特别是肠道损伤性检查、治疗措施越多，AAD 发生的机会越大；③大便常规及普通培养的非特异性可使本病早期被误诊为一般的肠炎或菌痢，若继续使用原先药物或加用针对杆菌的抗生素可使腹泻加重。此外，是否继发病原感染及何种病原感染也是决定 AAD 严重程度的主要因素。

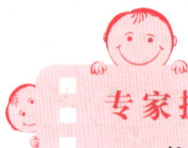

专家提醒：

抗生素对于细菌感染引起的腹泻是最好的选择用药，可是对于非细菌性腹泻，不仅没有任何的帮助，还可能会加重病情。宝宝拉肚子，一定不能图省事就去小诊所吃消炎药，要到医院找专业的儿科医生看病。

7 导致感染性腹泻的病原体有哪些

感染性腹泻主要是指致病微生物随着被污染的食物、水或喂养的器皿进入胃肠道，由于小儿全身免疫及消化道局部免疫均呈低下状态，不能有效抵御病原菌的侵入而造成腹泻。引起小儿腹泻的病原菌主要有以下几种：

❀ 细菌性腹泻

（1）大肠杆菌：引起小儿腹泻的大肠杆菌主要有 3 种，即致病性大肠杆菌、肠毒素性大肠杆菌和侵袭性大肠杆菌。20 世纪 60 ～ 70 年代，致病性大肠杆菌中的几个菌种，如 O111、O128 及 O55 等相当猖獗，是当时导致腹泻流行的罪魁祸首。近十余年，小儿腹泻的患者数显著减少，病情也大为减轻，这与人民生活与健康水平的不断提高及小儿中致病性大肠杆菌感染的减少关系密切。大肠杆菌肠炎主要特点是水样便。近年来，肠毒素性大肠杆菌引起的腹泻有所增加，除散发病例外，常在托幼机构流行，目前已成为引起小儿腹泻的重要病原菌。

（2）空肠弯曲菌：这虽是近十余年新发现的一种细菌，但也是引起小儿腹泻的常见病原菌。空肠弯曲菌肠炎的特点是大便多带有黏液和鲜血，往往容易与细菌性痢疾混淆。这种肠炎也可在托幼机构引发流行。经研究证实，家饲猪、鸡的粪便中存在这种细菌，应引起家长们的注意。

病毒性腹泻

引起小儿腹泻的病毒有轮状病毒、ECHO 病毒、柯萨奇病毒、小圆结构病毒及诺瓦克因子等，其中最重要的是轮状病毒。轮状病毒性肠炎多发生于秋季，故又称"秋季腹泻"，临床表现以水便为主。

此外，应说明的是：①胃肠道以外的感染，如肺炎、泌尿系统感染、皮肤感染等也可并发腹泻，必须积极治疗原发疾病；②细菌性痢疾及鼠伤寒的主要症状也是腹泻，但这两种疾病属传染病范畴，会在有关文章中加以介绍。作为家长，遇到孩子发生腹泻时应做到心中有数，不要忘了上述可能性。

专家提醒：

绝大部分感染性腹泻都是病从口入，家长一定要给孩子勤洗手、正确洗手，注意玩具的消毒，远离感染性腹泻。

8 小儿腹泻有传染性吗

宝宝今年 4 岁，从昨天晚上就开始哭闹，还发烧，妈妈认为是感冒了，给吃了感冒药，还是不见好，而且宝宝又吵着说肚子疼，后来开始拉大便，有很多黏液，还夹有红血丝，妈妈赶紧带宝宝去医院就诊。大夫看过之后让查了大便常规，并很严肃地告诉妈妈宝宝得的是细菌性痢疾，还认真报了传染病卡，让转到传染病医院，还叮嘱妈妈把家里的玩具、餐具消毒。细菌性痢疾有那么严重吗？拉肚子怎么成了传染病？

细菌性痢疾简称菌痢，是由痢疾杆菌引起的急性胃肠道传染病，临床以发热、腹痛、腹泻、里急后重及黏液脓血便为特征。病情轻重悬殊，全年可有散发，以夏季发病为多。

细菌性痢疾主要通过以下 3 个途径致病：

（1）传染源：传染源包括患者和带菌者。患者中以急性、非急性典型菌痢与慢性隐匿型菌痢为重要传染源。

（2）传播途径：痢疾杆菌随患者或带菌者的粪便排出，通过污染的手、食品、水源或生活接触，或苍蝇、蟑螂等间接方式传播，最终均经口进入消化道使易感者患病。

（3）人群易感性：人群对痢疾杆菌普遍易感，学龄前儿童患病多，与不良卫生习惯有关，成人患者同机体抵抗力降低、接触感染机会多有关，加之患同型菌痢后无巩固免疫力，不同菌群间以及不同血清型痢疾杆菌之间无交叉免疫，故造成重复感染或再感染而反复多次发病。

菌痢的主要传播方式为粪 - 口传播，患有菌痢的患者或带菌者的粪便中含有大量的痢疾杆菌，带菌的粪便可以直接污染水源、食物、衣服或玩具等，也可通过污染的手经口传染，或通过苍蝇、蟑螂的爬行而污染食物、餐具等传染。

健康的孩子如果喝了被污染的水，或吃了被污染的食物，或饭前没有洗净被污染的手即就餐时，都可能把痢疾杆菌吃进去，从而使小孩染上菌痢，也就是我们通常讲的"病从口入"。

因进入人体的痢疾杆菌菌型、数量多少及每个人的抵抗力不同，所以症状也各不相同。因此，临床上将痢疾分为急性、慢性两种。

🦋 急性痢疾

急性痢疾根据症状又分为轻型、普通型、重型和中毒型4种。在中毒型中，根据病情又分为休克型和脑型。虽然家长不必对孩子的病况进行严格的分型，但应了解痢疾的基本症状和病情变化的结局。

（1）轻型痢疾：这是痢疾中最轻的一种，一般只有轻度腹痛、腹泻，大便每天2～4次，呈水样或糊状，无脓血，有时混有黏液，解便后腹痛缓解，多数不发热或只有低热。由于症状不典型，常常被误诊为一般的肠炎。

（2）普通型：此型具有较典型的痢疾症状，有发热，体温可达39℃，个别孩子可高达40℃以上。开始可无腹痛、腹泻，只有恶心、呕吐、头痛等症状，因此常被误诊为重感冒；数小时之后开始出现阵发性腹痛、腹泻，开始为稀便，继而出现脓血便，因为此时肠黏膜已出现溃疡和坏死，故有明显的下坠感。

（3）重型：重型痢疾起病急，有高热，每日大便次数可达20～30次，大便呈脓血样，量少，腹痛剧烈，下坠较重，甚至不想离开便器，四肢发凉，很快出现脱水现象，有的可发生意识障碍。

（4）中毒型：中毒型痢疾多见于2～7岁的儿童，常突然发病，开始时只有高热，体温可达40℃，精神萎靡，面色青灰，口唇指甲青紫，皮肤常出现花纹，呼吸浅而弱，可反复出现惊厥。多数孩子没有腹痛、腹泻或呕吐，少数孩子只有轻度腹痛、腹泻，大便无脓血。除上述症状外，若出现休克症状则为休克型，表现为脉搏细弱，血压下降或测不出，少尿或无尿，有呼吸困难、咯血的症状，可因心力衰竭而死亡。若出现脑部症状者则为脑型表现为烦躁、嗜睡、血压正常或增高，有剧烈头痛，频繁呕吐，呼吸增快，有时出现呼吸暂停、叹息样呼吸或双吸气，很快进入昏迷状态，两侧瞳孔大小不等或忽大忽小，常因呼吸衰竭而死亡。

🦋 慢性痢疾

凡病程超过 2 个月者，称为慢性痢疾，多数是因轻型痢疾治疗不彻底或孩子患有营养不良、佝偻病、贫血、寄生虫病等体质较弱所致。这种类型的病儿多无高热，有时可出现腹痛、腹泻、呕吐和低热，大便每日 3～5 次，可有正常便与黏液便和脓血便交替出现。患慢性痢疾的病儿，因长期营养不良，抵抗力差，易合并其他细菌感染，如肺炎、结核等。

痢疾虽然有多种类型，但对孩子生命有威胁的只有重型和中毒型。如果是在夏秋季节，孩子突然发烧、反复呕吐、面色苍白、四肢发凉，不论有无腹痛、腹泻，都要想到中毒型痢疾的可能，应急送医院进行抢救治疗。

专家提醒：

如果孩子腹泻时大便有很多黏条，夹有血丝，伴发热、腹痛、烦躁，一定要及时到医院就诊。如果确诊为菌痢，更要做好消毒隔离工作，防止细菌性痢疾传播蔓延。

9 中医是怎样认识小儿腹泻的

中医认为腹泻的病位在脾胃，因胃主受纳腐熟水谷，脾主运化水湿和水谷精微。若脾胃受病，则饮食入胃后，由于小儿脾常不足，受邪则

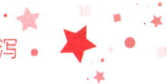

困，运化失健，水谷不化，精微不布，升降失职，清浊不分，合污下流，致成泄泻。因此，无论感受外邪或内伤饮食，都影响脾主运化的生理功能，从而产生泄泻。故有"泄泻之本，无不由于脾胃"。若饮食失节，寒温失调，损伤脾胃之气，则水反为湿，谷反为滞，不能运化，则合污而下导致泄泻。因脾恶湿喜燥，湿浊容易困阻脾土，所以有"无湿不成泻"。2岁以下小儿发病率高，系因婴幼儿脾常不足，易于感受外邪、伤于乳食，或脾肾阳气亏虚，均可导致脾病湿困而致泄泻。

10 中医认为小儿腹泻的病因病机是什么

中医认为小儿腹泻的主要病因病机有以下几个方面：

感受外邪

中医学认为，感受外邪及气候变化与泄泻的发生有密切关系，如"春伤于风，夏生飧泄""夏伤暑，秋伤湿"，明确指出了感受外邪以及温度、湿度变化与疾病的关系。小儿脏腑娇嫩，藩篱不密，易为外邪所侵，且因脾胃薄弱，不耐受邪。若脾受邪困，运化失职，升降失调，水谷不分，合污而下，则为泄泻。外感风、寒、暑、湿均可致病，盖脾喜燥而恶湿，湿易伤脾，所以有"湿多成五泄"之说。故泄泻虽有多种不同因素，但未有不源于湿者。

夏秋季节，暑气当令，气候炎热，雨水较多，湿热交蒸，小儿更易感触而发病。暑热之邪，伤人最速，易耗气伤津，故每致热迫大肠，骤成暴泻；湿胜而濡泻，故夏秋季节之泄泻，多见湿热泻。

内伤饮食

乳食不节是小儿泄泻的重要原因之一，正如《医宗金鉴·积滞门》谓："小儿养生食与乳，樽节失宜积滞成，停乳伤食宜分晰，因证调治保安宁。"由于调护失宜，乳哺不当，饮食失节，或过食生冷瓜果或不消化食物，皆能损伤脾胃，脾伤则运化功能失职，胃伤则不能消磨水谷，宿食内停，清浊不分，并走大肠，因成泄泻。

🦋 脾胃虚弱

先天禀赋不足，后天调护失宜，或久病迁延不愈，皆可致脾胃虚弱。脾虚则运化失司，胃弱则不能腐熟水谷，因而水反为湿，谷反为滞，清阳不升，易致合污而下，成为脾虚泄泻。

🦋 脾肾阳虚

脾以阳为运，肾寄命门真火。若小儿禀赋不足，或久病、久泻，均可伤损脾肾之阳。命门火衰，水不暖土，阴寒内盛，水谷不化，并走大肠，而致澄澈清冷、洞泄不禁。盖肾为胃关，开窍于二阴，职司二便，如肾中阳气不足，则阴寒独盛，故令洞泄不止。

此外，脾虚久泻尚可引起肝气犯脾，出现烦躁易怒、哭而便泄等肝气横逆、脾失健运的证候；如久泻不止，脾土受伤，肝木无制，往往可因脾虚肝旺而出现慢惊风证；脾虚肺弱，肺易受邪，则可出现面色苍白、咳嗽及便溏等证候。

暴泻伤阴，久泻伤阳，由于小儿具有"稚阴稚阳"的生理特点和"易虚易热"的病理特点，如治疗不当或不及时，导致气液亏损，常呈现"伤阳""伤阴"或"阴阳俱伤"的变证。

小儿腹泻

NO.3

我家孩子是腹泻吗

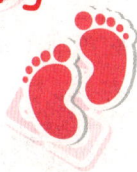

1 一般腹泻有什么表现

刚出生 2 个月的媛媛突然发烧，妈妈以为是感冒了，就给孩子吃了退烧药，可是孩子的烧还是退不下来，就带媛媛去医院检查。医生通过问病史得知，媛媛这几天有拉肚子的症状，医生说这是腹泻不是感冒。妈妈有些不明白了，拉肚子还会发烧吗？一般腹泻的孩子会有什么症状表现呢？

大部分家长都知道腹泻的主要症状是大便次数多、大便稀。那么除了这两个症状，还有哪些症状呢？

根据病情可分为轻型（无脱水及中毒症状）、中型（轻、中度脱水或有轻度中毒症状）及重型（重度脱水或有明显中毒症状）腹泻。轻型腹泻多为肠道外感染、饮食、气候等因素引起；中、重型腹泻多为肠道内感染引起。肠道内感染性腹泻临床又称肠炎。

🦋 胃肠道症状

轻型腹泻患儿表现为食欲不振，偶有呕吐，大便每日数次或十余次，呈黄色或黄绿色，稀薄或带水，有酸臭味，可有奶瓣或混有少量黏液。中、重型腹泻患儿常有呕吐，严重者可吐出咖啡渣样液体，每日大便可达十余次至数十次，每次量较多，呈蛋花汤或水样，可有少量黏液。侵袭性大肠埃希菌、空肠弯曲菌引起者，大便呈脓血样；出血性大肠埃希菌引起者，大便可由水样转为血性。

🦋 全身中毒症状

轻型腹泻患儿偶有低热；中、重型腹泻患儿有发热、精神萎靡或烦躁不安、意识蒙眬甚至昏迷等。

🐾 水、电解质和酸碱平衡紊乱表现

（1）脱水：主要为口渴、眼窝及前囟凹陷、眼泪及尿量减少、黏膜及皮肤干燥、皮肤弹性差、烦躁、嗜睡甚至昏迷、休克等。

（2）代谢性酸中毒：临床将酸中毒分为轻、中、重三种程度。轻度酸中毒仅表现为呼吸稍快；中、重度酸中毒表现为口唇樱桃红色或发绀、呼吸深快、精神萎靡或烦躁不安、嗜睡甚至昏迷。

（3）低钾血症：主要表现有神经、肌肉兴奋性降低，精神萎靡，腱反射减弱或消失，腹胀，肠鸣音减弱甚至肠麻痹，心音低钝，心律失常等。心电图示 T 波改变，ST 段下降，T 波低平，出现 u 波。

（4）低钙和低镁血症：低钙血症表现为抽搐或惊厥等；极少数患儿经补钙后症状仍不好转，应考虑为低镁血症，表现为手足震颤、手足抽搐或惊厥。

专家提醒：

腹泻除了大便次数多、性状稀之外，还会有很多别的症状，尤其是严重的腹泻，症状更是错综复杂，但是如果及时治疗，预后还是很好的，所以一定要引起重视，以免延误治疗，加重病情。

2 如何鉴别重型腹泻和轻型腹泻

🐾 轻型

多为 1 岁以内婴幼儿。大便次数增多，每天大便数次甚至十余次，量不多，大便稀薄或带水，呈黄色或黄绿色，有酸味，常见白色或黄白色奶瓣或泡沫，可混有少量黏液，伴食欲不振，偶有溢乳或呕吐。无明显的全身症状，精神尚好，体温大多正常，偶有低热，无明显脱水、酸中毒及电解质紊乱症状。大便镜检可见大量脂肪球。

❥ 重型

多为1岁以内婴幼儿，其次为1～2岁幼儿，超过2岁者少见。腹泻频繁，每日十余次至数十次，大便呈黄绿色、黄色或微黄色，每次大便量多而粪质稀，呈蛋花汤样或水样，可有少量黏液，伴食欲低下，常有呕吐，严重者可吐出咖啡样液体。有明显的全身中毒症状，如烦躁不安、精神萎靡或意识蒙眬甚至昏迷、高热或体温不升高，有明显的脱水症状及不同程度的酸中毒与电解质紊乱。大便镜检可见脂肪球及少量白细胞。

专家提醒：

轻、重型腹泻不难鉴别，家长要高度重视重度腹泻，如得不到及时合理的治疗，会危及生命。

3 如何诊断细菌性痢疾

3岁的鹏鹏可爱吃烤肠了，前天妈妈带鹏鹏去游乐场玩，鹏鹏一下吃了6根烤肠，回家就开始拉肚子。昨天一天都没吃进去东西，吃了就吐。妈妈一下急了，今天一大早就带鹏鹏去医院检查，医生给鹏鹏做了便检，报告出来诊断为细菌性痢疾。

那么，到底什么是细菌性痢疾？如何诊断细菌性痢疾呢？细菌性痢疾的主要症状有哪些，需要做哪些检查？

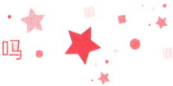

急性细菌性痢疾是由痢疾杆菌引起的肠道传染病。除婴儿期较少见外，可见于各年龄期儿童，多发生在夏、秋季节，其他季节也可散在发病。因此，小儿在夏秋季发生腹泻时，应想到急性细菌性痢疾的可能。一般患儿在发病前2～3天内不洁饮食史，或家庭成员中有人腹泻，可能为传染源。

几乎所有患儿首先出现的症状都是发热。发热的高度不定，一般以高热多见。在发热的同时，相继出现胃肠道表现，如腹泻和腹痛。腹泻次数频繁，每日可多达10～30次，但粪便的量不多，典型的粪便为脓性（所谓白痢）或脓血便（红为痢），也可为黏液便；婴儿甚至可仅表现为消化不良性大便。腹痛部位多在脐周或左下腹，为阵发性。腹痛出现的同时伴有便意，排便完毕常又想排便，总有排不尽的感觉，这种情况称为"里急后重"，多见于年长儿，婴儿少见。其他胃肠道症状有呕吐、腹胀、纳食不香，但并非每个患儿都会出现。

如患儿有上述表现，特别是有脓便或脓血便时，诊断为急性细菌性痢疾基本无疑。但如无明显脓便或脓血便时，还应作粪便显微镜检查，如见到大量白细胞，或白细胞和红细胞兼有，即可诊断为急性细菌性痢疾。所以，可疑为急性痢疾时，一定要取粪便做显微镜检查，但仅凭1次显微镜检查无红、白细胞，往往不能完全否定急性细菌性痢疾的诊断，应再次甚至多次检查以明确诊断。要确诊为急性细菌性痢疾，还应做粪便细菌检查，因脓血便还可见于其他肠道疾病，甚至非肠道疾病，当粪便培养出痢疾杆菌时，即可最后确诊。注意用于做细菌培养的粪便是新鲜的，如存放时间过久，会影响粪便培养的结果，进而影响诊断。

常做的检查有以下几项：

（1）血常规：急性菌痢白细胞总数及中性粒细胞数可有中度升高。慢性患者可有轻度贫血。

（2）粪便检查：典型痢疾粪便质稀，量少，呈鲜红黏冻状，无臭味。镜检可见大量脓细胞及红细胞，并有巨噬细胞。便培养可检出致病菌，如采样不当、标本搁置过久，或患者已接受抗菌治疗，则培养结果常不理想。常用的鉴别培养基为 SS 琼脂和麦康凯琼脂。

（3）其他检查：荧光抗体染色技术为快速检查方法之一，较细胞培养灵敏。国内采用免疫荧光菌球法，方法简便，灵敏性及特异性均高，采样后 8 小时即可做出诊断，且细菌可继续培养并做药敏试验。乙状结肠镜检查可见急性期肠黏膜弥漫性充血、水肿、大量渗出，有浅表溃疡，有时有假膜形成。慢性期的肠黏膜呈颗粒状，可见溃疡或息肉形成，自病变部位刮取分泌物做培养，可提高检出率。此外，X 线钡剂检查在慢性期患者，可见肠道痉挛、动力改变、袋形消失、肠腔狭窄、肠黏膜增厚或呈节段状。近年来，有人以葡萄球菌协同凝集试验作为菌痢的快速诊断手段，具有良好的敏感性和特异性。

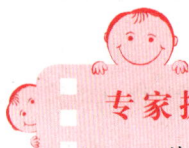

专家提醒：

作为家长不一定都要很清楚地知道这些检查，但是一定要了解相关知识，做到心中有数，尤其是孩子出现类似细菌性痢疾的症状时，要及时就医检查。

4 什么是秋季腹泻

莉莉有一个 10 个月大的宝宝，平时身体很健康，很少生病。今天早晨却拉肚子了，且伴有流涕和喷嚏。莉莉以为孩子是肚子着凉了，赶紧给宝宝贴了一个"丁桂儿脐贴"，可是宝宝拉的更厉害了，大便稀水样，带有蛋花样的东西，而且宝宝看起来也没有以前活泼了，小便也不多。到医院大夫让做大便常规和轮状病毒检查，结果显示轮状病毒阳性，大夫说宝宝是秋季腹泻，而且有轻度脱水表现。莉莉心想现在是春天，怎么还秋季腹泻呢？秋季腹泻是怎么回事？

由于轮状病毒感染引起的腹泻主要发生在秋冬季节，所以也叫秋季腹泻，但是轮状病毒感染春夏季节也会见到。秋季腹泻的易感人群是 6 个月～3 岁的婴幼儿，营养不良、佝偻病、贫血和体弱多病的婴幼儿更容易患病，而且病情严重，病程较长。小于 6 个月的小婴儿，由于体内有母亲的抗体保护，不易患秋季腹泻。母乳喂养的小婴儿，更少得秋季腹泻。3 岁以上的儿童，消化道功能和免疫系统已逐步完善成熟，也很少患秋季腹泻，即使患病，病情也会轻很多，且病程短。成人也可患秋季腹泻，症状与儿童的相似，但病情轻，病程短，一般 2～3 天即可痊愈。

秋季腹泻的主要临床特点：①全球性、季节性、流行性和自限性。②起病急，病情重，常伴发热和上呼吸道症状。③感染病毒后 1～3 天发病，病初几乎都有呕吐，持续 2～3 天。多数患儿有发热现象，体温多在 38～40℃，持续 1～4 天。病后 2 天出现腹泻，病程 3～4 天为极期，大便每日 10 次左右，水样便或蛋花样便，呈花绿色或乳白色，可有少量黏液，无脓血，无腥臭味。本病为自限性疾病，腹泻多在病后 4～7 天自愈；④处理不当会导致营养不良、多种维生素缺乏和多种感染，如鹅口疮、中毒性肝炎。

5 对秋季腹泻认识的几个误区

面对秋季腹泻这一幼龄宝宝的常见病症，爸爸妈妈有太多的不明白，也常常存在很多误区。

误区一：秋季腹泻就是菌痢或是由细菌引起的腹泻。

正确认识：秋季腹泻的罪魁祸首是轮状病毒。

秋季腹泻顾名思义是进入秋季后，宝宝特有的一种腹泻。由于暑热刚过，家长还笼罩在夏季传染病特别是中毒性痢疾的恐惧中。宝宝又突然发热、咳嗽、呕吐，之后发生频繁的腹泻，大便次数增多（可达数十次），患儿很快出现脱水、酸中毒的症状，因而很容易被想象成细菌性腹泻或中毒性痢疾。

其实，秋季腹泻主要是一种由轮状病毒引起的病毒性腹泻，因病毒形似车轮而得名。秋季腹泻是一种急性传染性腹泻，主要侵犯 5 岁以下婴幼儿，尤以 6 个月至 3 岁的婴幼儿发病率最高。轮状病毒具有高度传染性，一年四季均可发病，秋冬季节是感染高峰期。这种疾病在我国各地均有流行，在欧、亚、美、澳、非各洲也都流行。婴幼儿感染后一般出现以急性胃肠炎为主的临床症状，即水样腹泻，伴有发热、呕吐，腹泻物大多为白色米汤样或黄绿色蛋花汤样稀水便，有恶臭，治疗不当可导致脱水或引发严重的并发症，如发育不良、肺炎、中毒性心肌炎等。

误区二：秋季腹泻是由宝宝饮食不洁造成的，没有传染性。

正确认识：秋季腹泻有传染性和流行性，可有效预防。

许多人不知道婴幼儿秋季腹泻有传染性和流行性，所以也就不了解怎样预防。其实，轮状病毒主要是通过粪–口途径传播的。患儿粪便中含有大量轮状病毒，容易污染环境，有时可造成局部流行。另外，如果照管宝宝的人接触过宝宝的粪便，且没有彻底清洗消毒，又污染了奶瓶、玩具、奶制品等，往往会造成再度、多次感染。轮状病毒还会通过生活用水、医护人员的手和医疗器械等传播。

因此，一定要注意卫生。喂孩子前要认真洗手，孩子的用具、玩具、餐具要经常清洗消毒，奶瓶每次使用清洗后，最好高温蒸煮 20 分钟；病孩应采取家庭隔离，妥善处理粪便，便器、尿布彻底消毒；宝宝的用具与大人分开，患病宝宝应有专用消毒盛器和消毒锅。

误区三：秋季腹泻不是传染病，没有疫苗。

正确认识：宝宝秋季腹泻有疫苗，但是计划外疫苗，需自费。

我国近两年来开始应用预防小儿秋季腹泻的疫苗，属于自费疫苗，所以多数家长还不太了解，再加上 3 岁前计划免疫排得很满，因此，宝宝往往没有机会接种此类疫苗。

目前，对轮状病毒引起的病毒性腹泻尚无特效的治疗药物，接种轮状病毒活疫苗是预防的唯一有效手段。该疫苗使用方便、安全、免疫效果良好。但由于人体感染轮状病毒后获得免疫维持的时间较短，轮状病毒又有 A、B、C、D 4 个亚型，且相互没有交叉免疫，疫苗也不可能覆盖所有的亚型，所以疫苗需要每一年到一年半接种一次，保护率可达 75% ～ 80%。

（1）接种方法：用疫苗内附的吸管吸取疫苗，送入宝宝口内并使其咽下。应一次服用完，不要分数次服用。疫苗已被调制成适宜婴幼儿的口味，可直接口服，也可以掺入 5 ～ 10mL 牛奶中，饭前饭后服用均可。

（2）禁忌证：①严重先天性疾病、过敏史、免疫缺陷者禁用；②一般疾病治疗期、发热者暂缓接种。

（3）副反应：一般轻微，个别宝宝可出现反射性呕吐，极个别宝宝可有低热和一过性轻微腹泻，一般不需处理。

误区四：腹泻往往是由细菌引起的，应使用抗生素治疗。

正确认识：秋季腹泻是由病毒引起的，使用抗生素不但无效，反而会造成不良后果。

专家提醒：

秋季腹泻虽然起病很急，腹泻的症状也很重，但是预后尚好，家长只要正确认识秋季腹泻，使宝宝得到合理及时的治疗及护理，宝宝就会很快痊愈。

6 腹泻脱水是怎么回事

真真妈妈是大学老师，平时喜欢看育儿书，遇到孩子生病也自己当医生。有一天真真呕吐，妈妈估计她在幼儿园吃坏了肚子，就到药店买了些药给真真吃。过了两天宝贝开始拉肚子，妈妈还是坚持在家吃药护理。结果一天后真真发起了高烧，还突然抽筋，妈妈这才急忙把真真送进了医院。医生一看有严重脱水倾向，就马上给真真抢救输液，住院好几天才痊愈回家。

夏天是小儿急性胃肠炎的高发季节，孩子患了急性胃肠炎，不停呕吐、腹泻，家长最着急的就是营养缺乏，可真正的危险并不在此。由于呕吐、腹泻会带走身体的水分，时间太久或腹泻次数太多，就容易造成身体"脱水"。若不能及时补充，将导致电解质紊乱。轻则患儿感到头晕无力，重则造成虚脱，甚至出现休克、昏迷，有生命危险。

专家提醒：

如果孩子出现呕吐、腹泻，千万不要大意，最好及时带孩子到医院就诊，控制症状，以免"脱水"，造成严重后果。

7 什么是食积腹泻

盈盈今年1岁了，身高体重还算在正常范围，可是妈妈总觉得盈盈瘦，总想让盈盈多吃，天天牛奶、蒸鸡蛋羹、炖鸡汤、炖鱼给孩子吃，每次喂饭都是哄着让孩子多吃，可是盈盈却越来越不喜欢吃饭，最近还拉肚子了，拉的大便很臭。到医院后大夫询问情况后，就说孩子是食积引起的腹泻，给开了健胃消食的药，并嘱咐妈妈不要强喂饭。这让盈盈妈妈后悔不已。

食积腹泻通俗地说就是超过了胃肠的消化能力，食物不能很好地消化吸收，进而出现腹泻。主要表现为大便稀，夹有乳凝块和食物残渣，气味酸臭，或如败卵，腹胀，便前腹痛，泻后痛减，嗳气酸腐，或有呕吐，不思乳食，舌苔厚，指纹滞。主要是由家长喂养过多造成的。很多家长担心孩子吃不饱，营养不够，一味地喂孩子吃奶、吃饭，甚至强迫孩子多吃。孩子的消化功能本来就弱，过多的食物超过了孩子的消化能力，就会导致食积，甚至胃肠功能紊乱而出现腹泻。

专家提醒：

中医有"小儿脾常不足"之说，即小儿胃肠消化功能弱。孩子的生长发育是一个循序渐进的过程，不是多喂饭就会长得快、长得高，否则就是拔苗助长。

8 什么是生理性腹泻

3个月的亮亮，从出生起就比别人大便次数多，而且偏稀，可是亮亮的食欲、精神都挺好，平常也不怎么哭闹，妈妈就没在意。亮亮的大姑姑一直在北京工作，昨天回来，听说亮亮的情况后就劝亮亮妈妈带孩子去医院做检查。妈妈也害怕孩子有什么病，就带亮亮去了医院。医生问完病史后，告诉亮亮妈妈没事，说是生理性腹泻，不需要治疗。那么，到底什么是生理性腹泻？

有些婴儿自出生后，或经过不长的一段时间，会出现大便次数增加，而且持续时间较久。每天大便少则 3～4 次，多则 6～7 次。大便质稀，消化尚可，水分不多，色黄绿，无脓或血。多见于 6 个月以内的婴儿，整个腹泻阶段无发热，虽然腹泻已久，精神、食欲却一直很好，体重、身高及其他方面的发育均正常。说明腹泻并没有影响正常的生长发育，不属于病态，故称生理性腹泻。这种腹泻无须任何治疗。

生理性腹泻的 5 个特点：

（1）易感人群：发生在母乳喂养的小儿。

（2）年龄：主要发生在 6 个月以内的婴儿，尤其是新生儿，随着年龄的增长，腹泻有好转的趋势。

（3）起病特征：新生儿在吃母乳的前几天，大便次数较多，便质较稀。这是因为小儿刚开始进食，胃肠道还有些不太适应，约 2 周后大便情况可逐渐好转。如果大便持续稀薄，每日 4～6 次，甚至 10 余次，以至满月后婴儿大便次数和大便性质仍未见好转，就应引起注意。这种情况大都发生在母乳喂养的小儿，且不受季节和母亲饮食的影响。

（4）消化道症状：大便次数增多，便质稀薄呈稀水样，可带奶瓣或带少许透明黏液，常在喂奶后排便；无呕吐、腹胀、腹痛等引起的阵发性哭闹，也无食欲不振等其他消化道症状。

（5）其他：除腹泻外无其他异常。小儿精神愉快，反应良好，体温正常，呼吸、心律平稳，体重增加良好。

专家提醒：

对具备以上 5 个腹泻特征的小儿，可考虑为生理性腹泻。这种腹泻在 4～6 个月后，随着辅食的增加，消化功能趋于完善，可不治而愈。

9 肠道菌群失调是怎么回事

人体肠道内有很多细菌，但刚出生时，体内是无菌的，在出生 2～4个小时后，才会有微生物进入身体定居繁殖。在人体的体表及其与外界相通的腔道，如皮肤、口腔、鼻腔、咽喉、眼结膜、肠道及尿道等部位，都有它们的身影。与人类健康相关的微生物大都生活在肠道里，其中大部分是细菌。据估计，在人体肠道中栖息着 500 余种，约 1014 万个细菌。有科学家开玩笑说："我们身上有个细菌动物园！"

人体内的细菌，有"常驻菌"和"过路菌"两大类。常驻菌，也称原籍菌群，是人类在长期进化过程中，通过个体适应和自然选择，而形成的相当固定的细菌菌群。它们有规律地定居于身体某些特定部位，如链球菌主要在咽喉部，而大肠杆菌则定居于肠道。常驻菌群不同种类之间，与寄生的人体之间、环境之间，始终处于动态平衡状态，并形成一个相互依存、相互制约的系统。那么，人、菌如何"相互依存"？实际上，常驻菌是人体的一个组成部分，两者是一个共生体，如果没有它们，我们将难以生存。

常驻菌帮助人体酵解合成营养素，离开它们，我们就很难维持正常的营养、免疫、消化等功能。细菌寄生在肠道内，利用我们摄取的食物中的某些物质，以及消化道分泌的各种成分作为营养进行新陈代谢，而某些细菌的代谢产物，"恰好"就是我们人类所必需的营养物质。如不能被消化吸收的膳食纤维，却是肠道细菌的好"食物"。细菌"吃"了膳食纤维，将其酵解，产生出供自己生命活动所需的能源，其代谢产物是短链脂肪酸（乙酸、丙酸及丁酸等），但这些产物对我们人体极为有用，它们可以"抑制人体内胆固醇的合成"。所以，胆固醇高者，要多食膳食纤维。再如双歧杆菌、乳酸杆菌、大肠杆菌、产气杆菌的代谢产物是维生

素 B_1、维生素 B_2、维生素 B_6、维生素 B_{12} 等 B 族维生素，以及维生素 K、烟酸、泛酸、叶酸等；有的肠道细菌能合成天冬氨酸、丙氨酸；还有的细菌可以帮助降解乳糖，缓解机体的"乳糖不耐症"等。

常驻菌是肠道的保卫者。肠道菌群还能和肠黏膜共同构成一道保护屏障，阻止有害细菌、病毒和食物抗原等的入侵，并刺激肠道的免疫器官发挥更强的免疫功能。有的常驻菌还可通过其优势生长，竞争性地消耗潜在致病菌的营养素，让致病菌难以存活或发挥作用。有的还可以帮助防止肠炎的发生。为什么发生溃疡性结肠炎的人需要补充益生菌？因为益生菌能保持肠道微环境的正常秩序，防止肠炎的发生。

另外，常驻菌可与过路菌和平共处。人体内除了有正常菌群外，还有一些过路菌群，又称外籍菌群。它们来自周围环境或宿主（人体）其他的地方，可在宿主体内存留数小时、数天或数周。多数情况下，人体内的"原籍菌"和"过路菌"会"和平共处"，原因是菌群之间存在生态平衡关系。它们之间有一条特殊的生物链，正常菌群通过产生细菌素、抗生素和其代谢产物，以及争夺营养、空间以阻止过路菌群入侵，保持自身体系的稳定性（和平共处），这样我们人类就不会生病。但是，如果正常菌群发生紊乱，过路菌群便可在短时间内大量繁殖，导致疾病，临床上表现为急性或慢性腹泻。

肠道菌群失调到底是如何造成的？

🦋 不洁食物可引起肠道菌群紊乱

有种情况是"细菌感染"，即我们平时所说的"吃了不洁食物，拉肚子了"。细菌，尤其是致病菌，在适宜的温度下，若有得当的培养基（食物），就可大肆生长，造成食物中细菌成千倍、万倍地增多。如果我们进食了这样的食物，就使得进入肠道的"过路菌"的数量远远超过了"常驻菌"，进而打破了原来菌群间的平衡。这些过路菌得势后，通过侵袭肠道黏膜、释放细菌毒素使机体的体温升高、消化道中水的渗出增多，从而导致腹泻。例如常见的沙门菌、副溶血性弧菌就是这类细菌。沙门菌主要在畜肉、禽肉、蛋类、奶类等食品中生长，而副溶血性弧菌主要在海产品、凉拌菜中增殖，且主要的增殖时间为夏秋两季。夏天来临后，机体汗出增多，肠道的黏液分泌减少，使正常细菌生存艰难，而饮食不当更加剧了肠道内正常细菌生存的难度，而容易引起腹泻。

🦋 冰箱也是细菌生长的温床

有时食用了冷藏的食物，也会引起肠道菌群失调，造成呕吐、腹泻，这又是为什么呢？

原因是有些细菌在低温条件下也可以生长繁殖。如在4℃冰箱内，李斯特菌能缓慢生长，释放毒素。故食用冰箱内冷存的食物（尤其是乳制品、肉制品），如果吃之前没有彻底加热，也可致食物中毒。有些家长喜欢在冰箱中储存供一周食用的肉食品及蔬菜，就要当心了！

🦋 "受凉"会改变细菌的生存环境

空调吹得肚子着凉了，或多吃冷饮等寒凉食物，也会造成腹泻，这是为什么呢？原因是肠道的微环境发生了改变。肠道的常驻菌群在生长时，需要利用肠黏膜分泌的黏液作为能源与碳源，当机体着凉或吃了凉的食物（如冷饮）后，使肠道血管痉挛或收缩，肠道分泌的黏液减少，正常细菌赖以生存的能源与碳源也随之减少，繁殖力降低，拮抗与竞争力减弱，抑制不了过路菌的增殖，过路菌便会借机大兴风浪，导致机体出现异常，产生腹泻。有些旅游者因气候和环境的改变，从旅游区摄取的水和食物不适应自身体内正常细菌繁殖的需要，也会发生肠道菌群失调，引起腹泻，俗称"水土不服"。

🦋 抗生素帮助过路菌"做大"

有位患者得了丹毒，为防病情发展，便持续服用抗生素，突然有一天出现了腹泻。他好生奇怪，自己并没有受凉，也没有吃不洁的东西，怎么会腹泻呢？研究人员发现，长期大量应用广谱抗生素后，大多数敏感菌和正常菌被抑制或杀灭，使肠道出现无菌状态，此时如有过路菌，这些菌就成了肠道内的主要菌，它们产生的肠黏膜侵袭作用以及产生的毒素，就会诱发腹泻。在应用抗生素治疗的过程中，如突然发生腹泻，或原有腹泻加重，极有可能是这种原因。这种情况下，腹泻多为淡黄绿色水样便，有时如蛋花样。

专家提醒：

抗生素滥用易导致菌群失调，造成不良后果。因此，抗生素最好在医生的指导下使用。

10 什么是真菌性肠炎

真菌（霉菌）在自然界普遍存在，只有其中小部分菌种对人类有致病性。根据真菌侵犯人体部位的深浅，可分为浅部真菌和深部真菌。按其致病性又可分为真性致病菌（如球孢子菌等）和条件致病菌（如各类念珠菌、曲霉菌、毛霉菌、隐球菌等）。后者当机体免疫功能低下，防病能力减弱；或致病菌的致病性增强，打破致病菌与宿主之间的动态平衡时可致病。

真菌性（霉菌性）肠炎，多为念珠菌感染所致。此菌属条件致病菌，常发生在应用多种广谱抗生素或免疫抑制剂后，导致肠道菌群失调或机体免疫功能下降，或发生在早产儿、营养不良、久泻不愈的体弱儿。在发生口腔霉菌感染（鹅口疮）后，如治疗不及时可扩散至食管、胃肠道等处。发生念珠菌性食管炎后，可出现恶心、呕吐、拒食、吞咽困难等，年长儿可诉有骨下痛、烧灼感及吞咽痛。X线检查可见食管狭窄、蠕动改变，食管黏膜可呈颗粒状影像，食管镜检查可见白色厚膜。如继续向下发展出现念珠菌肠炎，可有大便次数增多，有发酵气味，泡沫较多或带黏液，偶见血便；有时可见豆腐渣样细块（菌落），此时要高度警惕伴发真菌性肠炎。

本病在临床上往往与其他原因所致的腹泻难以鉴别，此时需要做大便检查。在粪便标本的涂片上滴加 10% 氢氧化钾少许后，直接镜检可见多量真菌孢子和假菌丝，可以辅助诊断。由于正常人体口腔、胃肠道也可以有念珠菌属常居，所以从粪便标本中见到念珠菌还不能确诊，需要多次重复检查并见到大量成堆的真菌孢子和假菌丝；大便培养也有大量念珠菌生长，才基本上可以确诊。

专家提醒：

真菌性肠炎多发生于长期使用抗生素、免疫抑制剂，及体弱多病的孩子。孩子如果有过较重的感染或反复的感染，会使用较长时期的抗生素及激素，有这样的情况，家长需提高警惕。

11 容易被误诊为腹泻的疾病有哪些

3 岁的静静这几天拉肚子，大便呈果酱样，妈妈以为是普通的拉肚子就给孩子吃了一些止泻药，可是症状并没有减轻，加之静静肚子疼得厉害，妈妈就赶紧带静静去医院检查。做了大便检查，确诊为阿米巴原虫感染引起的痢疾。那么，什么是阿米巴痢疾？阿米巴痢疾与腹泻如何区别？

🦋 阿米巴痢疾

阿米巴痢疾又称肠阿米巴病，是由致病性溶组织阿米巴原虫侵入结肠壁后所致的以痢疾症状为主的消化道传染病。临床上以腹痛、腹泻、排暗红色果酱样大便为特征。病变多在回盲部结肠，易复发变为慢性。原虫亦可由肠壁经血流－淋巴或直接迁徙至肝、肺、脑等脏器导致肠外阿米巴病，尤以阿米巴肝脓肿最为多见。

1. 阿米巴痢疾的发病情况

阿米巴痢疾分布遍及全球，以热带和亚热带地区为多见，毒力较强的虫株也集中在这些地区，呈稳定的地方性流行，其感染率与社会经济水平、卫生条件、人口密度等有关。如温带发达国家的感染率为 $0 \sim 10\%$，热带发展中国家则可达 50% 以上；农村患者多于城市；夏秋季发病较多；男多于女；典型的年龄曲线高峰在青春期或青年期。多呈散发性，水源性流行偶有发生。我国近年来急性阿米巴痢疾和肝脓肿的病例，除个别地区外，已较为少见；某些地方感染率已不到 10%。阿米巴痢疾潜伏期平均为 $1 \sim 2$ 周，临床表现因发病类型不同而各有特点。

（1）无症状型（包囊携带者）：此型临床常不出现症状，多次粪检时发现阿米巴包囊。

（2）普通型：起病多缓慢，全身中毒症状轻，常无发热，腹痛轻微，腹泻，每日便次在 10 次左右，量中等，带血和黏液，血与坏死组织混合均匀呈果酱样，具有腐败腥臭味。含痢疾阿米巴滋养体与红细胞成堆为其特征之一。病变部位低可有里急后重感。腹部压痛以右侧为主。以上症状可自行缓解，可因治疗不彻底而复发。

（3）轻型：见于体质较强者，症状轻微，每日排稀糊或稀水样便 $3 \sim 5$ 次，或腹泻与便秘交替出现，或无腹泻，仅感下腹不适或隐痛，粪便偶见黏液或少量血液，可查及本病包囊和滋养体。无并发症，预后佳。

（4）暴发型：极少见，可因本病原感染严重，或并发肠道细菌感染，或体质虚弱而呈暴发型。本型起病急骤，有明显中毒症状，如恶寒、高热、谵妄、中毒性肠麻痹等。可有剧烈腹痛与里急后重，腹泻频繁，每日数十次，甚至失禁，粪呈血水、洗肉水或稀水样，颇似急性菌痢，但粪便奇臭，含大量活动阿米巴滋养体为其特征。腹部压痛明显。常因脱水导致外周循环障碍，或伴意识障碍，甚至出现肠出血、肠穿孔、腹膜炎等并发症，预后差。病程一般为1～2周。死亡率达50%以上。

（5）慢性型：常因急性期治疗不当导致腹泻与便秘交替出现，使临床症状反复发作，迁延2个月以上或数年不愈。常因受凉、劳累、饮食不慎等复发。患者常觉下腹部胀痛、久站乏力、贫血及营养不良。右下腹可触及增厚结肠，轻度压痛。肝脏可肿大伴有压痛。粪便内可混有脓血、滋养体，有时有包囊。

（6）其他：阿米巴病可见泌尿道、生殖系统、皮肤等处感染，但极少见。亦可以并发症起病，容易误诊。

2. 阿米巴痢疾的肠道并发症

（1）肠出血：肠壁溃疡累及血管，可造成肠出血，出血量多少不等。大出血时患者往往出现面色苍白、脉搏细数及血压下降等出血性休克的表现。

（2）肠穿孔：多见于暴发型。穿孔部位以盲肠、阑尾及升结肠部为多见。急性穿孔可引起弥漫性腹膜炎，病情严重。慢性穿孔可造成周围组织粘连，形成局部脓肿。

（3）阑尾炎：阿米巴阑尾炎的症状与普通阑尾炎相似，易形成脓肿。若有慢性腹泻或阿米巴痢疾病史，粪便中可找到阿米巴滋养体或包囊，则有助于二者的鉴别诊断。

（4）非痢疾性结肠病变：系由增生性病变所引起，包括阿米巴瘤、肠道阿米巴性肉芽肿及纤维性狭窄。阿米巴瘤为大肠壁的炎性假瘤，以腹痛和大便习惯改变最多；部分伴间歇性痢疾，可诱发肠套叠和肠梗阻。其主要体征为右髂扪及可移动的、光滑的鹅卵形或肠曲样肿块，X线示占位性病变，对抗阿米巴治疗有良好效果。

3. 阿米巴痢疾的肠外并发症

阿米巴滋养体可自肠道经血液、淋巴蔓延至远处器官而引起各种肠外并发症，如肝、肺、胸膜、心包、脑、腹膜及泌尿生殖道等形成脓肿或溃疡，其中以肝脓肿最为常见。

还有哪些疾病容易与腹泻混淆呢？

🦋 肠伤寒

肠伤寒也叫伤寒，是由伤寒杆菌引起的急性全身性传染病，主要经水及食物传播。患者及带菌者从大小便中排菌，恢复期的患者排菌可持续 2～6 周，少数患者排菌可达 1 年以上，对健康人是很大的威胁。若水源或食物被污染，同饮一源之水或同食一源之食的人有可能发生暴发流行，即不分年龄大小均可发病。若母亲患伤寒也可通过接触传染给新生儿。2 岁以下患病较少，夏秋两季发病较多。

伤寒杆菌由口进入消化道，侵犯小肠黏膜的淋巴组织，在淋巴结内繁殖增多，再进入血液引起发热、困倦、头痛、全身不适及恶心、呕吐、腹泻等症状，此时称菌血症期，如做血培养，可见伤寒杆菌生长。细菌随血流带到各个脏器，但主要病变部位在肠道。发病第 1 周，小肠壁的淋巴结皆肿胀；第 2、3 周，在肿胀的基础上，局部坏死、结痂，结痂脱落即形成溃疡，溃疡达到一定深度、大小，可以引起出血和穿孔。

肠出血为比较常见的并发症，成人病例较小儿多，小儿多见于 5 岁以上的儿童。出血时间大都见于病程第 2～3 周，有腹泻时出血机会增多。出血前一日可出现脉搏增快，患者常伴腹痛，出血量从潜血到大量不等。血量过多的患者面色苍白、气急、脉快、血压下降，甚至出现休克。

发生肠穿孔时病情危重，多发生在病程第 3 周，年龄越小，并发肠穿孔者越少。穿孔前多有腹痛、呕吐、高度腹胀或肠出血。穿孔时腹部剧痛，右下腹有触痛和肌紧张。患者一般情况急剧恶化，体温下降，又迅速上升，脉搏增快，烦躁不安，神志不清，如不紧急正确处理，可有生命危险。所以，一旦患了肠伤寒，要在病程第 3 周预防肠出血和肠穿孔这两个危险的并发症。

🦋 急性出血性坏死性肠炎

急性出血性坏死性肠炎是以小肠广泛性、出血性、坏死性炎症为特征的消化系统急症，又称急性坏死性小肠结肠炎或节段性肠炎。临床上以突然起病、腹痛、腹泻、便血为主要特征，起病急，病情变化快，多数患儿症状严重，常伴发休克，病死率极高。如延误诊断或治疗不当，病儿可于数天内死亡。

1. 坏死性肠炎的临床表现

一般无前驱症状，起病急骤，主要表现有腹胀、腹痛、呕吐、腹泻、血便、发热，不少患儿在1～2天内出现严重中毒症状，甚至休克。腹痛为持续性，伴阵发性加剧，常为全腹痛，也可局限于病变部位。发病后不久即出现呕吐、腹泻，大便初为水样，含黏液，后即变为血便。部分患儿无腹泻，腹痛1～2天后即开始便血，便血量不等，大量便血者均为暗红色，伴有腐败腥臭味，呈洗肉水或红果酱样；有些患儿于发病数小时后即出现血便。发热在38℃左右，中毒严重者体温可高达39～40℃或低于正常。婴幼儿症状多不典型，脱水、酸中毒症状明显，有些可先出现肠道外症状，如黄疸、咳喘、肝脾大及惊厥等。由于肠壁各层病变程度不同，临床上可出现轻重不同的症状，表现为以下几种类型。

（1）腹泻便血型：以黏膜渗出性病变为主，腹软无压痛。应行内科保守治疗。

（2）肠梗阻型：肠管肌层受严重侵害而肿胀，肠管僵直、丧失蠕动。临床出现机械性肠梗阻症状。

（3）腹膜炎型：浆膜层有大量炎症细胞浸润与渗出，腹腔内有大量炎性渗液，或因坏死而为血性液。临床表现为腹膜炎症状。

（4）中毒休克型：此型患儿全身中毒症状较严重，早期即出现面色苍白、精神萎靡、无力、四肢冷厥、脉搏微弱、血压低，甚至测不到。舌质红，稍带暗紫，舌苔黄腻。有时伴有少量血便、脱水及电解质失衡。腹稍胀并有肌紧张，多疑为绞窄性肠梗阻。 当小儿突发腹痛、呕吐、腹泻、便血并伴有高热及中毒症状时，应考虑本病的可能。X线检查有助于诊断，腹部平片可见小肠积气，肠管外形僵硬，肠壁增厚，轮廓模糊，黏膜皱襞变粗，肠间隙增宽。肠梗阻时腹立位片可见大小不等的阶梯状液平面。严重者由于肠壁坏死脱落，肠腔内气体进入肠壁，或因细菌产气而出现肠壁囊状积气，若气体循肠壁小静脉到肠系膜上静脉再到门静脉可显示门静脉积气。肠穿孔时腹立位平片见膈下积气。

2. 坏死性肠炎的诊断要点

（1）突发性腹痛、腹泻及血便、呕吐、腹胀，严重者出现休克及弥散性血管内凝血（DIC）。

（2）腹部压痛，重症者可出现麻痹性肠梗阻等。

（3）腹部 X 射线平片有特征性改变。

（4）血白细胞及中性粒细胞增高，大便潜血强阳性。

根据以上要点，一般可确立诊断。为争取早期诊断，除提高对本病的警惕外，肛门指检发现腥臭血便及大便潜血试验阳性，有助于早期发现血便。本病需与痢疾、婴幼儿腹泻、过敏性紫癜（胃肠型）、阑尾炎、肠套叠、肠梗阻、腹膜炎等相鉴别。

克罗恩病

克罗恩病（CD）是一种病因尚不清楚的胃肠道慢性肉芽肿性炎症性疾病。病变多见于末段回肠和邻近结肠，但从口腔至肛门各段消化道均可受累，呈阶段性或跳跃式分布。临床上以腹痛、腹泻、腹块、瘘管形成和肠梗阻为特点，可伴有发热、营养障碍等全身表现以及关节、皮肤、眼、口腔黏膜、肝等肠外损害。本病有终生复发倾向，重症患者迁延不愈，预后不良。本病发病年龄多在 15 ~ 30 岁，但首次发作可出现在任何年龄，男女患病率近似。本病在欧美多见，且有增多趋势。我国发病率不高，但并非罕见。

克罗恩病起病大多隐匿、缓渐，从发病至确诊往往需数月至数年。病程呈慢性，长短不等的活动期与缓解期交替，有终生复发倾向。少数急性起病，可表现为急腹症，酷似急性阑尾炎或急性肠梗阻。本病临床表现在不同病例差异较大，与病变性质、部位、病期及并发症有关。

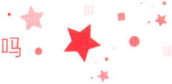

1. 消化系统表现

（1）腹痛：为最常见症状。多位于右下腹或脐周，间歇性发作，常为痉挛性阵痛伴腹鸣。常于进餐后加重，排便或肛门排气后缓解。腹痛的发生可能与肠内容物通过炎症、狭窄肠段，引起局部肠痉挛有关。腹痛亦可由部分或完全性肠梗阻引起，此时伴有肠梗阻症状。出现持续性腹痛和明显压痛，提示炎症波及腹膜或腹腔内脓肿形成。全腹剧痛和腹肌紧张，可能是病变肠段急性穿孔所致。

（2）腹泻：亦为本病常见症状之一。主要由病变肠段炎症渗出、蠕动增加及继发性吸收不良引起。腹泻先是间歇发作，病程后期可转为持续性发作。粪便多为糊状，一般无脓血或黏液。病变涉及下段结肠或肛门直肠者，可有黏液、血便及里急后重。

（3）腹部包块：见于10%～20%的患者。由于肠粘连、肠壁增厚、肠系膜淋巴结肿大、内瘘或局部脓肿形成所致。多位于右下腹与脐周。固定的腹块提示有粘连，多已有内瘘形成。

（4）瘘管形成：因透壁性炎性病变穿透肠壁全层至肠外组织或器官而成。瘘管形成是克罗恩病的临床特征之一，往往作为与溃疡性结肠炎鉴别的依据。瘘分内瘘和外瘘，前者可通向其他肠段、肠系膜、膀胱、输尿管、阴道、腹膜后等处，后者通向腹壁或肛周皮肤。肠段之间内瘘形成可致腹泻加重及营养不良。肠瘘通向的组织与器官因粪便污染可致继发性感染。外瘘或通向膀胱、阴道的内瘘均可见粪便与气体排出。

（5）肛门直肠周围病变：包括肛门直肠周围瘘管、脓肿形成及肛裂等病变，见于部分患者，有结肠受累者较多见。有时这些病变可为本病的首发或突出的临床表现。

2. 全身表现

（1）发热：为常见的全身表现之一，与肠道炎症活动及继发感染有关。间歇性低热或中度热常见，少数呈弛张高热伴毒血症。少数患者以发热为主要症状，甚至较长时间不明原因发热之后才出现消化道症状。

（2）营养障碍：由慢性腹泻、食欲减退及慢性消耗等因素所致。表现为消瘦、贫血、低蛋白血症和维生素缺乏等。青春期前患者常有生长发育迟滞。

3. 肠外表现

本病可有全身多个系统损害，因而伴有一系列肠外表现，包括杵状指（趾）、关节炎、结节性红斑、坏疽性脓皮病、口腔黏膜溃疡、虹膜睫状体炎、葡萄膜炎、小胆管周围炎、硬化性胆管炎、慢性活动性肝炎等，淀粉样变性或血栓栓塞性疾病偶有所见。

4. 克罗恩病的并发症

肠梗阻最常见，其次是腹腔内脓肿，可出现吸收不良综合征，偶可并发急性穿孔或大量便血。直肠或结肠黏膜受累者可发生癌变。肠外并发症有胆石症，系胆盐的肠内吸收障碍引起。可有尿路结石，可能与脂肪吸收不良使肠内草酸盐吸收过多有关。脂肪肝颇常见，与营养不良及毒素作用等因素有关。

对有慢性反复发作的右下腹或脐周痛与腹泻、腹部肿块、发热等表现；X线或（及）结肠镜检查发现肠道炎性病变主要在回肠末段与邻近结肠且呈节段性分布者，应考虑本病。本病诊断，主要根据临床表现和X线检查与结肠镜检查所见进行综合分析，表现典型者可做出临床诊断（如活检黏膜固有层见非感染性炎症疾病及肠道肿瘤）。鉴别有困难时需靠手术探查获得病理诊断。

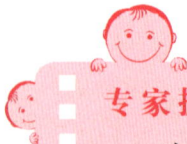

专家提醒：

这几种病虽不常见，但是病情凶险，且容易被误诊为腹泻，无论是大夫还是家长，都要了解相关的小常识。

12 小儿腹泻需要做哪些化验、检查

3 岁的小俊龙这两天一直闹肚子，饭也吃不下。妈妈带小俊龙来医院看病，医生给开了便常规和血常规的化验单。小俊龙的妈妈有点纳闷了，拉肚子还需要查血吗？医生给小俊龙的妈妈解释说要查轮状病毒，妈妈这才明白。现在很多家长都知道，孩子出现拉肚子就查大便常规，可是轮状病毒又是怎么回事，为什么有时还让查血常规？

一般来说，大便常规主要看大便有没有较多的白细胞，以及有没有过多的红细胞。如果白细胞超过正常值、红细胞不多，就诊断为细菌感染引起的腹泻，需要使用抗生素。如果白细胞和红细胞值都正常，则提示可能是病毒感染或其他原因引起的腹泻（如受凉、食积、食物过敏或胃肠道的器质病变）。轮状病毒是导致秋季泻的罪魁祸首，秋季泻的主要变现就是大便稀水样，一天便 10 多次，大便呈黄色水样或蛋花样，可有少量黏液。患儿常伴发热及上呼吸道感染，但是无明显中毒症状。秋季泻很容易导致脱水及电解质紊乱，家长要注意。若孩子大便有很多黏液及红丝，甚至脓血便，并伴随明显的高热、精神不振或烦躁、腹痛、哭闹，可能为细菌性痢疾，一定要引起重视，除了化验大便，还要做大便细菌培养以及查血常规。

对于迁延性慢性腹泻，一定要弄清病因。根据患儿不同情况，常做的检查有：①大便常规、肠道菌群分析、大便酸度、还原糖及细菌培养。②小肠黏膜活检。③食物过敏方面的检查。④必要时还要做消化道造影、CT、结肠镜等。

13 中医将小儿腹泻分为哪几种类型

🦋 伤食泻

大便稀溏，夹有乳凝块或食物残渣，气味酸臭或如败卵，脘腹胀满，便前腹痛，泻后痛减，腹痛拒按，嗳气酸馊，或有呕吐，不思乳食，夜卧不安，舌苔厚腻或微黄。

🦋 风寒泻

大便清稀，中多泡沫，臭气不甚，肠鸣腹痛，或伴恶寒发热，鼻流清涕，咳嗽，舌淡，苔薄白。

🦋 湿热泻

大便水样或如蛋花汤样，泻下急迫，量多次频，气味秽臭，或见少许黏液，腹痛时作，食欲不振，或伴呕恶，神疲乏力，或发热烦闹，口渴，小便短黄，舌红，苔黄腻，脉滑数。

🦋 脾虚泻

大便稀溏，色淡不臭，多于食后作泻，时轻时重，面色萎黄，形体消瘦，神疲倦怠，舌淡苔白，脉缓弱。

🦋 脾肾阳虚泻

久泻不止，大便清稀，完谷不化，或见脱肛，形寒肢冷，面色㿠白，精神萎靡，睡时露睛，舌淡苔白，脉细弱。

14 小儿腹泻不及时治疗会引起哪些并发症

敏敏 4 个月以前身体可好了，很少生病。医生建议孩子从 4 个月开始可以添加辅食了。可妈妈不知道加辅食的原则，什么都让孩子吃，结果敏敏吃坏了肚子，已经拉肚子 20 天左右了，之前吃过医生开的妈咪爱，但是一直都没有好。现在又出现了呕吐的症状，妈妈急坏了，到医院一检查，医生要求住院治疗，否则会引起严重的并发症，妈妈这才意识到事情的严重性。那么，小儿腹泻不及时治疗会引起哪些并发症？

小儿腹泻除了表现为大便偏稀和大便次数增多外，还伴随很多其他症状。消化道症状主要是呕吐和食欲减退，还可能出现腹痛、腹胀。还有些患儿会出现上呼吸道感染，如发热等症状。腹泻最严重的并发症是脱水、酸中毒和电解质紊乱。

（1）脱水：主要为口渴、眼窝及前囟凹陷、眼泪及尿量减少、黏膜及皮肤干燥、皮肤弹性差、烦躁、嗜睡，甚至昏迷、休克等。

（2）代谢性酸中毒：临床将酸中毒分为轻、中、重三种程度。轻度酸中毒仅表现为呼吸稍快；中、重度酸中毒表现为口唇樱桃红色或发绀、呼吸深快、精神萎靡或烦躁不安、嗜睡甚至昏迷。

（3）低钾血症：主要表现有神经、肌肉兴奋性降低、精神萎靡、腱反射减弱或消失、腹胀、肠鸣音减弱甚至肠麻痹、心音低钝、心律失常等。心电图示 T 波改变，ST 段下降，T 波低平，出现 u 波。

（4）低钙和低镁血症：低钙血症表现为抽搐或惊厥等；极少数患儿经补钙后症状仍不好转，应考虑为低镁血症。低镁血症表现为手足震颤、手足搐搦或惊厥。

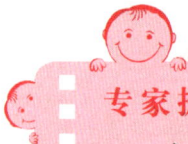

专家提醒：

　　这些症状都是腹泻引起的并发症。出现这些症状往往病情都比较重，要使患儿得到及时合理的治疗及护理。

15 小儿腹泻会引起心肌炎吗

　　6岁的小康康一周前跟着妈妈去参加婚宴，吃的肥肉太多，第二天就开始拉肚子，大便呈稀糊状，3天前出现呕吐还伴发烧。昨天送进了医院，医生给开了药，烧已经退了下来，可腹泻不止，医师说已经引起了心肌炎，让在病危通知书上签字。妈妈吓坏了，很后悔没有带小康康早点看。小儿腹泻真的这么严重吗？

　　腹泻是小儿常见的疾病，不少腹泻是由病毒引起的，其中有些病毒可侵犯心脏而引起病毒性心肌炎。小儿心肌炎大致有三种表现：

早搏

　　是病毒性心肌炎的表现形式之一。多数孩子无不适感，做心电图检查后才被证实。若孩子情况良好，心脏没有扩大，心脏功能也正常，可以暂时不予药物治疗，早搏会慢慢减少和消失，但必须注意儿童的休息和营养。

心脏传导阻滞

　　是病毒损害了心脏的传导系统，使心脏起跳的激动在心脏不同部位不能正常地传送。轻者可以没有任何表现，仅在做心电图检查时才会被发现；重者心跳节律变慢或不规则。若每分钟的心跳次数少于40次，患儿会发生脑缺血，引起全身抽搐，甚至心跳突然停止。这类危重的心肌炎需住院紧急治疗。

🎀 心力衰竭

是严重心肌炎的表现。患儿心脏扩大，心肌收缩力减退，使心脏不能有效地起到血泵的作用，从而使全身组织的供氧不能满足正常的需要。此时患儿可出现气急、面色苍白、心率加快、脉搏微弱、不能平卧等症状。若不及时送往医院治疗，会危及患儿的生命。

专家提醒：

当孩子腹泻同时存在面色苍白、精神萎靡或烦躁不安、脉搏过快等症状时，应及时到医院进行检查，以免延误诊断和治疗。

16 小儿腹泻和感冒有相似的地方吗

小儿腹泻早期表现为发热、呕吐、流鼻涕等类似感冒的症状，很多家长可能会掉以轻心，按照感冒给孩子用药。但是孩子接着出现喷射性的腹泻，大便呈黄绿色水样便或蛋花汤样，表为"量多""次数多""大便水分多"的"三多"症状，而且这时候孩子吃不了东西，很容易导致水分及电解质的大量丧失，出现脱水的症状。如果不提高警惕，耽误治疗，后果就会很严重。家长朋友需注意，如果患儿出现持续高热不退、呕吐加重、尿量减少、眼窝凹陷、抽搐、腹泻次数增多、腹胀等症状时，要及时到医院就诊。因为重症小儿腹泻过程中可合并肝－脑综合征、中毒性脑炎、心肌炎、直肠出血和肠套叠等并发症，不及时就医可能出现危险。

专家提醒：

　　小儿腹泻早期症状与感冒类似，家长要引起注意，切不可将腹泻当感冒治，以免延误病情，出现严重并发症。

小儿腹泻

NO.4

小儿腹泻的最新中西医治疗方法

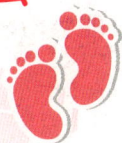

1 西医如何治疗小儿腹泻

李小姐年初生了个小宝宝，宝宝身体一直很好，半年过去了，几乎没有生过病。现在马上就要进入长夏了，李小姐听人说长夏孩子容易患秋季腹泻，就想知道孩子得了秋季腹泻应该怎么处理，一般情况下医生会采取哪些措施，这样才会心中有数。那么，西医是如何治疗小儿腹泻的呢？

西医对小儿腹泻的治疗，主要有以下几个方面：

🦋 饮食疗法

轻症减少奶量，代以米汤、糖盐水等；重症应禁食 8 ～ 24 小时，并静脉补液。

🦋 液体疗法

（1）口服法：适用于轻度脱水或呕吐不重者。补液量按每公斤体重 100mL/（kg·d）计算，分数次服用。

（2）静脉补液法：用于中度、重度脱水者。

（3）控制感染：针对病因，选用抗菌药物。

（4）肠道微生态疗法：恢复肠道菌群平衡，如双歧杆菌等。

（5）肠黏膜保护剂：能吸附病原体和毒素，增强肠道的屏障功能，如蒙脱石散。

（6）补锌治疗。

专家提醒：

　　小儿腹泻避免使用止泻剂，因止泻剂抑制胃肠蠕动，增加细菌繁殖和毒素吸收，对于感染性腹泻是危险的。

2 细菌性痢疾怎么治疗

　　婷婷暑假回老家看爷爷奶奶，正好赶上镇上的集会，就跟奶奶去赶集。奶奶可喜欢婷婷了，婷婷要什么吃的，奶奶都给买，结果吃坏了，一直闹肚子，大便呈黏液状，而且发热。奶奶赶紧带婷婷去镇上的诊所，医生说这是急性痢疾，必须输几天液。奶奶用疑惑的眼光看着医生，说有这么严重，必须输液吗？那么，急性细菌性痢疾应该怎么治呢？

急性细菌性痢疾的治疗

　　本病重点在于控制感染、做好液体疗法及对症治疗。

　　（1）抗菌疗法：自磺胺药及抗生素广泛应用以来，痢疾杆菌的耐药率逐年增加。该菌对磺胺类药、氯霉素、四环素、链霉素、呋喃唑酮（痢特灵）及氨苄西林（氨苄青霉素）等均已耐药。目前药物敏感试验的结果显示，有效的药物如下：喹诺酮类药比较敏感，列为首选，至于喹诺酮类药对小儿的毒性反应，国内外许多临床资料表明喹诺酮类药在小儿中应用并非与实验动物一致，表现出相当的安全性。中华儿科杂志（1996）组织全国专家讨论，认为对儿童不应禁用喹诺酮类药，但要严格掌握适应证，疗程不要超过 7 天。

　　（2）液体疗法：按患儿脱水程度，给予及时纠正。

　　（3）对症治疗：①发热：体温高于 38.5℃给予阿司匹林或对乙酰氨基酚

（扑热息痛）治疗。②呕吐：给予多潘立酮（吗丁啉）口服，每次 0.3mg/kg。③腹痛：轻者给予颠茄或山莨菪碱口服；重者给予山莨菪碱肌注，每次 1mg/kg。

（4）一般疗法及饮食管理：患儿应卧床休息，因地制宜地进行胃肠道隔离。患儿应继续饮食，原来吃过的东西还能吃；呕吐严重者，可短时禁食给予静脉输液。

（5）中医治疗：中医称急性菌痢为湿热泻，采用葛根黄芩黄连汤治疗。常用药味有葛根、黄芩、黄连、马齿苋、茯苓、车前子；呕吐加半夏、生姜；腹痛加木香、白芍、延胡索。

迁延与慢性痢疾的治疗

（1）抗菌疗法：同急性痢疾。最好能培养出致病菌，根据药物敏感试验选用抗生素，切忌盲目滥用抗生素，否则会造成肠道菌群紊乱，微生态失衡，反促使腹泻迁延不愈。

（2）液体疗法：痢疾腹泻迁延不愈常合并营养不良，伴有低钠、低钾，多呈低渗脱水，因此要做血生化测定，根据水、电解质紊乱性质补液。

（3）营养疗法：迁延与慢性痢疾常有营养障碍，因此禁食是有害的。通过合理的饮食治疗，使患儿在较短时间内改善营养状况是疾病得以恢复的关键，要尽力供给热量。蛋白质的补充有助于水肿的消退、抗体的形成以及病灶的愈合。一般应不少于 3g/（kg·d），并逐步提高到 4.5～5g/（kg·d）。另外应提供多种维生素与微量元素。必要时给予静脉营养，输血或血浆。

（4）微生态疗法：此类病儿多伴有肠道菌群紊乱与微生态失衡，补充双歧杆菌或乳酸杆菌等微生态制剂有助于恢复肠道微生态平衡，重建肠道的天然屏障，促使疾病康复。但要注意制剂的质量，没有足够数量的活菌制剂是无效的。

（5）中医治疗：中医称久泻必虚。迁延与慢性痢疾按中医辨证属脾胃虚寒泻或脾虚泻，具体辨证与方药治疗如下：

1）脾胃虚寒泻：适用于急性痢疾之后的迁延与慢性痢疾。

主症：病程大于 2 周，时轻时重，大便稀溏，色淡不臭，食欲不振，面色萎黄，舌淡，苔薄白，脉细滑。

治则：温中健脾，固涩止泻。

方药：桃花汤加减。

常用药：肉豆蔻、丁香、赤石脂、党参、苍术、白术、茯苓、山药、石榴皮、鸡内金、乌梅等。

2）脾虚泻：适用于迁延与慢性痢疾。

主症：病程迁延，时轻时重，时发时止，大便稀溏，有奶瓣或不消化食物，色淡不臭，食欲不振，神情倦怠，形体消瘦或虚胖，舌质淡，苔薄白，脉缓弱。

治则：健脾益气，固涩止泻。

方药：参苓白术散加减。

常用药：党参、茯苓、苍术、白术、山药、陈皮、焦三仙或鸡内金、赤石脂；脱肛加黄芪、升麻。

专家提醒：

急性菌痢如果及时得到敏感的抗菌药治疗，可以很快痊愈，预后良好。

3 秋季腹泻怎么治疗

小儿患秋季腹泻后可通过合理饮食和适当用药缩短病程，很快恢复，对小儿健康影响不大。如果处理不当，常并发脱水、酸中毒及电解质紊乱，严重者可危及患儿生命，或者导致病情迁延，造成患儿营养不良，影响患儿的生长发育。所以，家长有必要了解和掌握一些小儿腹泻的家庭治疗及护理方法。

腹泻的治疗原则是：①预防脱水；②纠正脱水；③继续饮食；④合理用药。根据以上原则，病情轻、无明显脱水症状的患儿在家中治疗，可采取以下措施；重症患儿需到医院治疗。

1. 口服足量的液体以预防脱水

（1）米汤加盐溶液：米汤 500mL+ 细盐 1.75g，或炒米粉 25g+ 细盐 1.75g+ 水 500mL，煮 2～3 分钟。首先给 20～40mL/kg，少量多次口服，4 小时内服完，以后随时口服，能喝多少给多少。

（2）糖盐水：白开水 500mL+ 蔗糖 10g+ 细盐 1.75g。剂量、服法同上。

（3）口服补液盐（ORS）溶液（新生儿慎用）：年龄 < 2 岁，每天应提供 ORS 液 500mL；年龄 2～10 岁，每天应提供 ORS 液 1000mL；年龄 > 10 岁，每天应提供 ORS 液 2000mL，少量多次喂服。2 岁以下的患儿每 1～2 分钟喂 1 小勺（约 5mL）；大一点儿的患儿可以用杯子直接喝。如果患儿呕吐，停 10 分钟后再慢慢给患儿喂服（每 2～3 分钟喂 1 勺）；若 ORS 液用完之后腹泻还不停止，则喂患儿一些米汤加盐溶液、糖盐水，或看医生。

2. 给予足够的食物以预防营养不良

患儿继续母乳喂养，可适当延长哺乳间隔时间。如患儿不是母乳喂养，且年龄在 6 个月以内，可用患儿日常食用的奶制品继续喂养，并加等量的米汤或水稀释，待腹泻好转后逐渐恢复正常饮食。如患儿年龄在 6 个月以上，可予平常饮食，如粥、面条、烂饭、蔬菜、鱼或肉末等，需由少到多，可给适量新鲜水果汁或水果以补充钾，这些食物需仔细烹调、研磨或捣碎使之容易消化。年长儿则可进食营养丰富且容易消化的食物，但注意避免油腻的食物。

3. 可选用的药物

（1）微生态调节制剂：目的在于恢复肠道正常菌群，重建肠道天然生物屏障。常用的有双歧杆菌、嗜酸乳杆菌和粪链球菌等。

（2）肠黏膜保护制剂：可吸附病原体，维持肠细胞的正常吸收与分泌功能；可与肠道黏液糖蛋白相互作用，增强其屏障作用，以阻止病原微生物的攻击。

4. 如果患儿3天不见好转，或3天内出现下列任何一种症状，应及时就诊：①腹泻次数和便量增加；②不能正常饮食；③频繁呕吐；④发热；⑤明显口渴；⑥粪便带血。

4 怎样治疗过敏性腹泻

避免疗法

即完全不摄入含致敏物质的食物，这是预防食物过敏最有效的方法。也就是说，在经过临床诊断或根据病史已经明确判断出过敏原后，应当完全避免再次摄入此种过敏原食物。例如对牛奶过敏的人，就应该避免食用含牛奶的一切食物，如添加了牛奶成分的雪糕、冰激凌、蛋糕等。

对食品进行加工

通过对食品进行深加工，可以去除、破坏或者减少食物中过敏原的含量。比如可以通过加热的方法破坏生食品中的过敏原，也可以通过添加某种成分改善食品的理化性质、物质成分，从而达到去除过敏原的目的。在这方面，大家最容易理解、最常见的就是酸奶。在牛奶中加入乳酸菌，可分解其中的乳糖，从而使对乳糖过敏的人不再禁忌。

替代疗法

简单地说，就是不吃含有过敏原的食物而用不含过敏原的食物代替。

比如对牛奶过敏的人可以用羊奶、豆浆代替。

🦋 脱敏疗法

脱敏疗法主要针对某些易感人群无法食用某些营养价值高、想经常食用或需要经常食用的食品。这种情况下，就可以采用脱敏疗法。即首先将含有过敏原的食物稀释 1000 ～ 10000 倍，然后吃一份，也就是首先吃含有过敏原食物的千分之一或万分之一，如果没有症状发生，则可以逐日或者逐周增加食用的量。

5 怎样治疗抗生素相关性腹泻

🦋 立即停用抗生素或调整抗生素

大约22%的病例在停用抗生素后 3 日内临床症状可以得到缓解。

🦋 补充益生菌，恢复肠道正常菌群

抗生素相关性腹泻主要是由于肠道菌群紊乱所致，因此可采用益生菌制剂来恢复肠道正常菌群。通过改善肠道屏障功能和免疫刺激作用来健全保护机制，通过合适的、恰当的免疫反应（免疫调节和免疫耐受）来维护宿主健康，临床应用收到良好效果。常用益生菌包括双歧杆菌、乳杆菌、嗜热链球菌、酵母菌等，此外合生元和益生元也有相同或类似的作用。

🦋 加强对症支持治疗

维持水、电解质及酸碱平衡，必要时可输注白蛋白或血浆等。静脉注射丙种球蛋白可针对 CD 毒素 A 和 B，可用于严重病例和复发病例。

🦋 保护肠道黏膜

补充锌等微量元素，可避免肠道进一步损伤。

🦋 针对艰难梭菌的抗生素治疗

对有严重腹泻或肠炎的患儿、伴发多种疾病的患儿以及不能停用抗生

素的患儿应给予针对艰难梭菌的抗生素治疗。临床常用甲硝唑、万古霉素、杆菌肽、替考拉宁、微生态制剂等。建议口服给药，因为艰难梭菌可停留在肠腔内而不侵犯肠黏膜。万古霉素很少经肠道吸收，在肠道内药物浓度高，副作用小，因此不宜静脉滴注。对合并中毒性结肠扩张的患者，不宜口服给药，可做回肠或横结肠造瘘，经瘘口或直肠将万古霉素做肠腔内注射。对于病情严重无法耐受口服给药的患者，可静滴甲硝唑。绝大多数患者在服用万古霉素后 24～48 小时内症状改善；使用甲硝唑治疗至少持续 5 天后，才能判断治疗是否失败；通常疗程为 10～14 天。

6 怎样治疗霉菌性肠炎

我们已经知道霉菌性肠炎的发病诱因，所以在临床医疗工作中要严格掌握广谱抗生素、激素和免疫抑制剂的用药适应证、剂量和疗程，尤其对长期应用此类药者需高度警惕真菌感染的发生；同时积极治疗原发病和基础病，加强护理和营养，补充维生素 B 族、维生素 C、维生素 A 及微量元素。必要时酌情给予大剂量丙种球蛋白及转移因子等支持疗法，以提高患儿的免疫功能和抗病能力。

抗真菌药物治疗

根据患儿病情和医疗条件，可适当选用下列药物：①制霉菌素；②克霉唑；③酮康唑；④曲古霉素。

中药治疗

①大蒜素。②泻痢保童丸（蜜丸 3g），主要成分肉桂、白术、木香。③泻痢固肠丸（水丸，18g/ 袋），主要成分人参、诃子、罂粟壳。

其他

①恢复肠道菌群的生态平衡：培菲康（肠乐）。②肠道黏膜保护剂：思密达。

7 小儿腹泻一定要用止泻药吗

丽丽是一个年轻的妈妈，有一个 6 个月大的宝宝。孩子最近两天出现了腹泻，到医院诊断为肠炎，大夫开了药，并告诉丽丽宝宝的腹泻不会马上就好，要她坚持用两天药。可孩子吃了一天药还是拉肚子，丽丽就着急了。丽丽的妈妈告诉丽丽一个治拉肚子的偏方，用罂粟壳熬水给孩子喝。丽丽用偏方喂孩子后腹泻果然减少了，可是第二天孩子却出现了发热、烦躁、呕吐、哭闹不止，到医院就诊才知道孩子服用了止泻药，毒素没有排出，出现了中毒症状原来是自作主张喂孩子止泻药惹的祸。

有些年轻妈妈看到宝宝腹泻不止，就急着要求医生快快把腹泻止住；或者自作主张去买止泻药给宝宝吃；或者用止泻的偏方，结果不但腹泻没有止住，还可能加重病情。对于急性腹泻，须谨慎使用止泻剂，因止泻剂可能会抑制胃肠蠕动，增加细菌繁殖和毒素吸收。治疗腹泻不应急于止泻，而是应该补充因腹泻引起的机体脱水和营养不足。那么对于小儿腹泻怎么来认识和使用止泻药呢？

🦋 警惕"闭门留寇"

对于感染性腹泻（如肠炎、痢疾），排便是人体的一种保护机制，通过腹泻可以将细菌、病毒及其产生的毒素排出体外，减少其对人体的损害。而不恰当的止泻可能会加重感染及中毒症状。对于这种治疗误区，中医有一个比较形象的说法叫"闭门留寇"。也就是说，如果此时止泻，就等于把门关上，将贼留在了屋里。

出现感染性腹泻时，首先应做抗菌治疗，如服用头孢克洛等药物。在腹泻严重且引起脱水和电解质紊乱时，可在使用抗菌药物及补充液体与电解质的前提下，适当给予止泻药，这样不但可使肠道得到休息，而且有利于疾病康复。

🦋 止泻药与抗生素同服要间隔1小时

若需服用止泻药，也不宜和抗生素同服，而应该把服药时间错开。这是因为很多常用的止泻药都有一定的吸附作用，抗生素、维生素等都有可能被其吸附，而不能被胃肠黏膜吸收，影响药效。例如，常用的止泻药思密达就对消化道内的细菌、病毒及其产生的毒素、气体具有极强的吸附作用，从而起到止泻作用，但其强大的吸附作用也会作用于同时服用的抗生素等药物，使药物成分无法被胃黏膜充分吸收，药效自然大打折扣。因此，在服药时，止泻药应尽量与抗生素类药物分开服用，如需同时服用，要间隔1小时。培菲康等调节肠道菌群平衡的药物则应跟抗生素间隔2小时服用。

8 小儿腹泻都可以用抗生素治疗吗

1岁的明明又出现了腹泻，妈妈想上次拉肚子，医生说是细菌感染，吃了头孢等消炎药后就痊愈了。所以这次她认为明明可能还是肠炎，就没有带明明去医院，而是让明明吃了头孢等抗生素。结果明明拉的更厉害了，到医院就诊，大夫说明明这次拉肚子不是感染引起的。吃抗生素反而加重了病情，让明明妈妈很懊恼。

婴幼儿腹泻多数是由非感染性因素引起的，用抗生素治疗无效。有的家长病急多投医，今天去了这家医院，明天又去另一家，刚用上一种抗生素，又换另一种，造成抗生素应用过多过杂的现象。这不但对腹泻康复不利，很可能引起抗生素相关性腹泻，还会使肠道菌群失调，引起胃肠功能紊乱，使腹泻治疗更加困难、复杂和迁延。

那么对于小儿腹泻该怎么使用抗生素？什么时候用，什么时候不用？

辨明症状，对症下药

腹泻可分成感染性腹泻和非感染性腹泻两大类。感染性腹泻除细菌感染外，还有病毒感染、细菌毒素感染（如食物中毒）等。而只有细菌感染性腹泻，才有应用抗生素的必要。非感染性腹泻有多种原因，如饮食过多、气候变化、消化不良、食物过敏，以及小儿喂养不当等。另外，消化道外的器官感染也可引起腹泻，如呼吸道感染（上呼吸道感染、气管炎、肺炎），原因就在于病变引起消化功能紊乱。要确诊是否为细菌感染性腹泻的主要依据在于是否有脓血便。

看大便，析病因

那么，我们如何分辨孩子的腹泻是什么原因导致的呢？在生活中，家长可以根据大便的外观和性质等初步判断腹泻的病因。如大便有腐臭味，常提示蛋白质消化不良；多泡沫提示糖消化不良；外观油腻提示脂肪消化不良；若为血便而粪质极少，伴阵发性腹痛，大多为肠套叠；轮状病毒性肠炎多见于2周岁以下的小儿，好发于秋冬季，先吐后泻，并伴有上呼吸道感染的症状，大便呈蛋花汤样，可达10～20次/日。患儿出现以上症状的腹泻，不必应用抗生素。只有当粪便含黏液、脓血，伴有里急后重，便次达10～20次/日，考虑为细菌性痢疾时，才可用抗生素。

滥用抗生素或致严重后果

国家卫生和计划生育委员会制订的《抗菌药物临床应用指导原则》中，关于腹泻的治疗原则为：病毒和细菌毒素（如食物中毒等）引起的腹泻，一般不需要使用抗菌药物。对细菌感染的腹泻，首选药物为黄连素、喹诺酮类（即沙星类，12岁以下小儿禁用）、磺胺类药和阿莫西林等，应杜绝使用高档、广谱抗生素。

专家提醒：

腹泻滥用抗生素（尤其是广谱抗生素），将导致极大的后患。抗生素虽然可以杀灭病原微生物，但是也会影响人体的正常菌群，造成菌群失调和细菌的耐药性，可导致继发感染和二重感染，使急性腹泻转为慢性腹泻，给今后的治疗增加难度；更为严重者可导致霉菌性肠炎、伪膜性肠炎，危及生命。

实践证实，对于轮状病毒感染所致的水样稀便，不应该用抗生素，而要用抗病毒药和微生态制剂。"鸡蛋汤样便"为消化不良（可能为受凉、过敏等）所致，更不应使用抗生素。

9 腹泻要注意补充水分

腹泻的严重后果就是导致婴儿丢失大量的水和电解质，加上呕吐、少饮，很容易发生脱水和电解质紊乱，使病情加重。所以给腹泻患儿多补充水和电解质是治疗腹泻的关键。

很多妈妈只要宝宝一腹泻，便急着往医院跑。其实，宝宝在腹泻开始时，多为轻度脱水，在医生的指导下，完全可以在家里进行治疗。这样既及时又方便，还能减少很多不必要的麻烦，对宝宝恢复健康很有益处。

那么，妈妈首先要做的是判断宝宝是否是轻度脱水。轻度脱水的宝宝有口渴感，口唇稍干，尿比平时要少，颜色发黄，并且表现出烦躁、爱哭。

妈妈可从以下几种补液方法中选择一种：①用自制的糖盐水补液，

即在 5000mL 温开水中加入 1.75g 精食盐和 10g 白糖；②用自制的米汤加盐液体补液，即在 500mL 米汤中加入 1.75g 的精食盐；③用医生开出的 ORS（口服补液盐）补液，ORS 补液盐是已配好的干粉，使用时按说明书配成液体即可。

然后，在最初的 4 小时里，按宝宝的体重给予 20～40mL/kg 液体。此后，随时口服，能喝多少喝多少。2 岁以下的宝宝可间隔 1～2 分钟便喂上一小勺；大一点的宝宝则可用小杯子喝。如果宝宝呕吐，可待 10 分钟后再慢慢喂食；一旦宝宝出现眼睑浮肿，表明补液有些过量，应暂时改喝白开水或母乳。

专家提醒：

不要把 ORS 补液盐加在奶、米汤、果汁或其他饮料中，并且按说明配制完毕后服用不能再加糖，否则影响补液效果。

10 小儿腹泻要注意补锌吗

3 岁的威威半个月前吃坏了肚子，一直拉肚子，吃了"妈咪爱"也不管用。今天妈妈带威威去儿童医院，医生检查完了就给开药，还开了补锌的药。妈妈很奇怪就问医生，腹泻还需要补锌吗？医生说：世界卫生组织发布的文件说，补锌有助于腹泻宝宝肠道的恢复。医生说的是真的吗？小儿腹泻需要注意补锌吗？

目前，有关补锌和微生态治疗在婴幼儿腹泻的防治策略中，已成为除补液外的另一个重要环节。世界卫生组织（WHO）向全球推荐 5 岁以下急性或慢性腹泻患儿，每天口服 10～20mg 锌，持续 10～14 天。

　　腹泻与锌缺乏间可形成恶性循环，一些微量元素摄入不足会增加儿童对胃肠道感染的易感性，对胃肠道结构和功能带来负面影响。其中锌缺乏易致腹泻是与锌参与肠道水和电解质的转运，增强肠道组织的修复，增强局部免疫，以控制细菌过度生长和早期病原菌清除等有关。

　　一般来说，腹泻时营养物质快速通过肠道，肠吸收黏膜的损伤和特殊运输载体的损失，可引起吸收不良。另外，腹泻时小肠处于一种分泌状态，妨碍或减少营养素的吸收。急性腹泻时，血清锌和铜较正常组分别下降 13.1% 和 12.8%，标准口服补液盐（ORS）治疗后进一步下降 22.6% 和 22.4%，这表明严重和较长时间的腹泻会引起血清锌和铜的下降。腹泻时粪便中锌丢失增加，迁延性腹泻时丢失更多，表现为血清、血浆及组织中锌降低；慢性或迁延性腹泻比急性腹泻时锌降低更明显，而且血清锌水平与病程有关。摄入减少和丢失增多导致锌营养状态恶化，后者又导致发育迟缓和腹泻发病风险增加。当饮食中锌摄入较低时，小肠的锌吸收代偿性增加，但仍不能维持正常水平，尤其是急性腹泻期有锌吸收障碍的患者。除了上述病理生理学状态，细菌性腹泻也可导致营养素消耗，因为细胞残片、肠细菌的增殖和未消化的固体可以吸附矿物质（包括锌），并降低其生物利用率。因此，腹泻时饮食摄入减少、小肠吸收不良、胃肠道丢失增多等可引起血锌的降低，而肠黏膜再生需要的锌因缺乏或不足，导致病情的迁延。这样，在腹泻和锌缺乏之间就形成了恶性循环。

专家提醒：

　　腹泻的患儿往往有微量元素的缺乏，家长可以给经常腹泻的宝宝补锌，说不定会有意想不到的疗效。

11 小儿频繁腹泻有什么办法

3岁的琳琳患了腹泻后总是不见好转，病情持续两周甚至几个月，同时胃口不佳，体重增长慢。妈妈心里焦急万分，但又不知是何原因所致，应该怎么帮宝宝？

通常，导致慢性反复性可能有以下几种原因：

①急性腹泻没有彻底治愈

多见于没有母乳而改用牛乳喂养的宝宝。这样的宝宝胃酸及消化酶分泌量少，消化能力弱，因而使肠道下部的正常菌跑到肠道上部，把吃进去的食物分解、发酵，形成腐败的物质不断刺激肠道，造成腹泻经久不愈。对此，可在医生的指导下，采用食物疗法进行治疗，如食用稀释牛奶、焦米汤、酸牛奶、鱼蛋白粉、胡萝卜汤及苹果泥等。

②长期使用抗生素

抗生素杀死了正常菌群，使大量致病菌得以繁殖。应该马上停用抗生素，并在医生的指导下服用一些扶植正常菌生长的药物，让肠道菌群尽早恢复平衡状态。

③对牛奶中的蛋白质过敏

若宝宝要马上停喝，尽量母乳喂养，或喂豆奶粉、米糊，并及时添加离乳食品；严重者需去医院进行营养补液。

对于慢性腹泻的宝宝，妈妈该怎么做呢？

首先，要进行细菌培养及大便常规检查，弄清腹泻的原因，有针对性地进行抗菌治疗。

其次，调整饮食。腹泻患儿，大部分有双糖酶的下降。如果禁食，可以减轻腹泻但饥饿更加重营养不良；如不控制饮食，必加重腹泻。此时需要调整饮食，给患儿以"特殊饮食"，我们称之为"饮食疗法"，对大部分病儿，效果十分明显。饮食的配制，主要采用脱脂奶、米汤及糕干粉。

最后，加强全身及肠道局部抵抗力，提高机体免疫功能。慢性腹泻患儿的肠黏膜与大便中免疫球蛋白 A 的含量明显下降，是腹泻慢性化的原因。常采用免疫调节剂，必要时输新鲜血液，并注意补充钙、钾。对腹泻的小宝宝而言，应该做详细的评估及检查，并且尽早处理治疗，以避免并发症的发生。同时，经过适当的照顾与饮食调理，可使腹泻宝宝更快地恢复健康。

小儿腹泻时家庭护理尤为重要，需要注意以下几点：

①及早补充身体丢失的水分。首先要判断宝宝是否是轻度脱水。轻度脱水的症状有口渴、口唇稍干、尿量比平时要少、颜色发黄，并且表现出烦躁、爱哭。

②小肚肚保暖很重要。除调整饮食外，还要注意宝宝腹部的保暖。气候凉的时候，宝宝由于受病毒侵犯，肠蠕动本已增快，如腹部再受凉则肠蠕动更快，可加重腹泻。妈妈们可用热水袋对宝宝腹部进行热敷，也可帮宝宝揉肚子，以缓解其疼痛。

③小屁屁要倍加呵护。由于宝宝排便的次数增加了许多，所以会不断地污染小屁屁，而且，腹泻时排出的粪便对皮肤刺激较大。因此，宝宝每次排便后，妈妈都要用温水清洗小屁屁，特别要注意肛门和会阴部的清洁，最好用柔软清洁的棉尿布，且要勤换洗，以免发生红臀或尿路感染。如果小屁屁发红了，应将其暴露在空气中自然干燥，然后涂抹一些尿布疹膏。

④隔离与消毒。接触生病宝宝后，应做到及时洗手；宝宝用过的碗、筷、奶瓶、水杯等应做好消毒工作。另外，宝宝换洗的衣服、尿布等也应用开水烫洗。

⑤中医治疗小儿慢性腹泻有很好的疗效。因为长时间的腹泻患儿必定脾胃亏虚，中医一般在辨证的基础上使用一些健脾止泻的药物，从整

体上调理患儿的脾胃功能，同时配合外治法，常有很好的治疗效果。

小儿慢性腹泻常伴有营养不良及其他并发症，后果较严重，所以，在急性期的治疗和家庭护理十分重要。

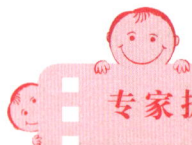

专家提醒：

小儿频繁腹泻会使家长格外头痛，但是它并不可怕，只要找对病因，对症治疗，就会很快痊愈。

12 肠道菌群失调该怎么调节

最直接的方法就是补充有益菌，在日常饮食中可多食用一些含乳酸菌、双歧杆菌的酸奶、奶酪等，也可适当饮用一些益生菌饮料。一般来说，细菌按照对数分裂的速度进行繁殖，每 15～20 分钟细菌便可分裂一次。如果一开始有 1 个细菌，12 小时后就会有 515 亿个细菌。

再则，进食富含可溶性膳食纤维的食物可以为常驻菌提供充足的能量与生长物质，有利其繁殖。其食物有大麦、燕麦、豆类（整粒）、胡萝卜、苹果、柑橘等。

如果服用抗生素后引起肠道菌群紊乱，须立即停用原抗生素，再根据菌群分析以及抗菌药物敏感性试验，选用合适的抗生素以抑制过度繁殖的细菌，从而间接扶植肠道繁殖不足的正常菌群；也可补充活性双歧杆菌，以助肠道正常菌群的迅速恢复。

13 中医治疗小儿腹泻的总则是什么

中医治疗小儿腹泻，以运脾化湿为总则。除了内服药物外，还配合推拿、外敷、针灸等。

14 中医对小儿腹泻如何进行辨证论治

🦋 伤食泻

本型症见有不思饮食，打嗝酸馊味大，甚则呕吐，腹泻，腹痛，痛则欲泻，泻后痛减，大便酸臭，小儿夜寐不安，舌苔厚腻或微黄。本证是由小儿饮食不节，乳食积滞造成脾胃运化失常。治疗应以消食化积为法，常用的中成药有保和丸。汤剂常用茯苓10g、炒白术6g、陈皮6g、法半夏6g、山楂10g、神曲10g、炒莱菔子10g。如果腹痛明显加木香6g、厚朴6g；呕吐者加生姜汁10g、藿香10g。注意清淡饮食，如果孩子不觉饥饿，可以停食一顿。饮食疗法上可以用生麦芽15～20g，水煎少量频服，消乳食最好；还可用鸡内金焙黄，研为细末，每次1～2g，开水冲服，对各种饮食积滞都有效，是健脾消食的良药；也可以用白萝卜捣汁煮开饮用，每次1杯。当患儿欲进食时，可先用消食粥。消食粥的制法：莲肉10g，山药10g，芡实10g，神曲10g，麦芽10g，扁豆10g，生山楂10g。以上7味洗净，加少许粳米煮粥，熬烂，干稀适度，每次1小碗，可以健脾消食化滞。当积滞被消导后，腹泻自然停止。

🦋 风寒泻

本型症见腹泻清稀，含有泡沫，臭味不大，肠鸣腹痛，或兼见恶寒发热，舌苔白腻。本证主要是由于肚腹受寒，寒凝气滞，气机不畅所发。

治疗上当以疏风散寒、理气止泻为法，常用的中成药有藿香正气丸。汤剂常用藿香10g、苏叶6g、生姜2片、陈皮8g、半夏6g、茯苓12g、白术8g、佛手5g、扁豆10g。腹痛明显加木香5g、砂仁3g；腹泻次数多，尿量减少，加泽泻6g、猪苓10g；兼有食滞者加山楂10g，神曲10g、患儿应特别注意不能再受风寒，腹部及足心要加强保暖。食疗上可选用生姜汁加粳米熬粥，食前去姜，加入少许盐和糖，可以起到温中散寒及补液的作用。还可以用大蒜头捣烂，贴于足心或脐中，以祛寒止泻；或用柿饼2个，放饭上蒸熟，分两次食用，可以治疗寒泻、水泻。

💊 湿热泻

本型症见暴泻如注，粪色深黄而臭，或见少许黏液，时有腹痛，食欲不振，恶心，疲劳不爱动，有时可出现发热，口渴，小便黄少，舌苔黄腻。本证是因湿热之邪，蕴结脾胃，下走大肠而发。治法为清热利湿，常用的中成药有加味香连丸。汤剂常用葛根10g、黄芩10g、黄连10g、木香6g、炒白芍10g。呕吐重者加法半夏10g、生姜汁适量；舌苔厚腻者加厚朴6g、苍术8g。该类患者因为泻下水分较多，很容易出现脱水的症状，应及时给予补液。可以选用口服补液盐；也可以用绿茶3g、白糖20g、食盐0.5～1g，加生姜1片，煎成200mL，频服。食疗可选用红萝卜250g，加少许红糖或茶叶同煎，清热止泻；或用乌梅10g，煎汤代茶饮，适用于水泻次数多、口渴者。菠萝水、苹果水可随意食用，有消食止泻的功效。鲜马齿苋30～60g，水煎服，每次40～60mL，日服3次，治疗湿热泻。

💊 脾虚泻

本型症见大便稀溏，经常食后作泻，色淡不臭，面色萎黄，消瘦，容易疲劳，舌质淡，苔薄白。本证主要是小儿脾虚，运化失职所致。故应以健脾益气为治疗大法，常用中成药参苓白术散。汤剂常用党参10g、炒白术10g、茯苓10g、山药10g、莲子肉10g、薏苡仁10g、扁豆10g、桔梗 3g。若腹痛加木香 5g；大便稀水状、无臭味者加干姜 3g；久泻加赤石脂 10g、诃子肉 6g。食疗可采用山药 60g，加水 200mL 水煎，口服 2～3 次，每次 40～60mL；也可以用生苡仁或芡实熬成粥；还可以用酸石榴皮适量，水煎或加红糖食用，可以止泻。

脾肾阳虚泻

本型症见久泻不止，粪质清稀或为不消化食物，或有脱肛，小婴儿可见睡时露睛，舌淡苔白。治法以补脾温肾为主，中成药可选用附子理中丸。汤剂常用炮附子 5g、补骨脂 10g、吴茱萸 5g、干姜 3g、肉豆蔻 6g、党参 10g、白术 6g、五味子 6g。脱肛加黄芪、炙麻黄；久泻不止加诃子、赤石脂、禹余粮等。食补同脾虚泻。

15 中医对腹泻的常用治法及禁忌有哪些

祛积消食法

按"伤食宜消"的法则，临床上对伤食泻多采用祛积消食法。常用消食药如山楂、鸡内金、神曲、麦芽、谷芽等。若乳积或肉食积滞者，应重用山楂、鸡内金；由谷类致积者，重用麦芽、谷芽；若积滞原因不明，而伴腹胀，应选用神曲、厚朴。

导滞攻下法

按"实则泻之"的法则，临床上对实积可用导滞攻下法。常用导泻药如大黄、枳实等。

清热利湿法

由外感暑邪、内蕴湿热引起的腹泻，按"热者清之"法则，可采用清热利湿法。常用清热药物如葛根、黄芩、黄连、金银花、连翘、白头翁、马齿苋、鱼腥草、铁苋菜等。因这类药物具有消炎、利尿、抗感染的作用，故临床上多用于感染性腹泻。

温中祛寒法

因寒冷引起的腹泻，按"寒者温之"的法则，应采用温中祛寒法。常用药物如干姜、附子、吴茱萸、肉豆蔻等。

健脾益气法

久泻必虚，按"虚则补之"的法则，常用健脾益气法。常用药物如炒白术、怀山药、茯苓、炒扁豆、芡实、莲子肉、党参、黄芪、炙甘草等。

利水渗湿法

"湿胜则濡泻"，中医治疗腹泻重视调中分利，常采用利水渗湿法。常用利水渗湿药物如茯苓、猪苓、泽泻、车前子等。

涩肠止泻法

久泻肠滑不止，按"滑需固涩"的法则，可采用涩肠止泻法。常用固涩药物如诃子、赤石脂、石榴皮、乌梅、罂粟壳等。

行气消胀法

腹泻出现胃肠气滞，腹脘胀满时，应采用行气消胀法。常用理气药物如陈皮、木香、厚朴、砂仁、枳壳等。

养阴清热法

泄泻日久，津液亏损，出现伤阴证候时，宜采用养阴清热法。常用养阴清热药物如西洋参、沙参、玄参、石斛、乌梅、杭白芍等。

扶阳固摄法

泄泻日久，阳气衰微，出现伤阳证候时，宜扶阳固摄。常用扶阳药物如附子、干姜、肉桂、补骨脂、益智仁等。

以上所举治泻十法，皆为常用之法。其中温、清、消、补四法是主要的，特别是分利法在治疗腹泻时应用很广，如"清热化湿""祛寒燥湿""温中健脾利湿"等，因"泻皆兼湿""治湿不利小便，非其治也"。

从临床实践来看，泄泻病机虽然变化多端，总不离乎脾伤积湿。治法初宜调中分利，继用芳香燥湿，虚者补之，寒者温之，有食积则消导，有湿热则清利，久必升提，滑须固涩。掌握辨证施治法则，则不至顾此失彼。但临床上寒、热、虚、实证候往往不是单独存在，如虚与寒、实与热多并存，故其治法也不能截然分开，临床上须随证应变。

此外，还应注意下列几点：

①清热苦寒之剂，不可长期饮服。因过服苦寒，则损伤脾胃。②淡渗利湿之剂，不可用之过多。因淡渗分利太过，则招致津枯阳陷。③补虚之品，不可纯用甘温。因太甘则生湿。④固涩之剂，不可过早使用。因固涩过早，则积滞未消，余邪残留。⑤攻下之剂，不可多用。因攻伐过甚，则损伤元气，对体弱病儿更应慎用。

16 小儿腹泻的常用药有哪些

🦋 抗生素类

这类药主要针对细菌性肠炎，品种很多，医生往往根据患儿的临床特点和便检结果，并结合孩子的用药史及过敏史等选药。这类药在临床上的问题比较突出，滥用现象很多。如家长心急，擅自加大药量；一种药不行，再加一种，盲目联合用药；医生开的药不管用，去药店买广告宣传的药或他人推荐的药，造成重复应用；不规律用药，时服时停，孩子成了试验品。这些做法都属于滥用抗生素，其严重后果是肠道菌群进一步紊乱，耐药细菌大量繁殖，导致药物难以控制的肠炎，即抗生素相关性腹泻。因此，非"细菌性"肠炎是否用抗生素一定要遵医嘱，否则后患无穷。

黏膜保护剂

这类药顾名思义，就是能覆盖在肠黏膜上，吸附病原体和毒素，增强肠黏膜的屏障功能，并能阻止病原微生物的攻击。常用药有思密达、必奇等。服这类药需注意它的用法：一是空腹；二要强调与水调和的比例。空腹不是指饭前，而是最好在两餐之间；怎样与水调和，务必认真阅读药物说明。这两条做好了，能极大地减轻患儿症状，缩短病程。

微生态制剂

主要是指双歧杆菌、乳酸杆菌等一些有益于肠道正常菌群生态平衡的活菌制剂。它能抑制病原菌的定植和侵袭，调节恢复肠道的微生态，从而控制腹泻。这类药由于是活菌制剂，切记不能用热水送服或与抗生素同服。另外，这类药重在调理，如患儿单纯消化不良或是因肠外感染引起的腹泻，症状迁延反复时可服用，但疗程要长。

中药类

现有的许多中成药制剂在临床上都是很有效的，关键是如何提高宝宝服药的依从性。应避免饭后喂药，或硬喂导致宝宝强烈逆反，尽量寻求一些宝宝愿意接受的办法，使顺利喂药成为可能。剂型方面，通过外贴肚脐给药的方式就比较好，比如小儿敷脐止泻散是一剂经典方，有散寒、温中、消食、开欲、止泻、止脘腹疼痛、止呕的功效。

治疗小儿腹泻常用的中成药

①丁桂儿脐贴：健脾温中，散寒止泻。适用于小儿泄泻、腹痛的辅助治疗。外用，贴于脐部，1次1贴，24小时换药1次。

②小儿功劳止泻颗粒：清热解毒，利湿止泻。开水冲服，5周岁以下，1次2.5g；5岁以上，1次5g，1日3次。

③健儿止泻颗粒：固脾止泻。开水冲服，1周岁以内，1次6g；1～5岁，1次6～12g；5岁以上，1次12～18g，1日3次。

专家提醒：

　　腹泻患儿如果药选对了，用好了，既能缩短疗程，又可减轻孩子痛苦，也有利于其生长发育。此外，对于腹泻宝宝来说，合理用药很关键，饮食调节也非常重要。所以提醒非母乳喂养儿的妈妈在喂养过程中，务必要掌握好喂养的时机和分寸，辅食添加要严格遵照循序渐进的原则，防止宝宝稚嫩的胃肠再受到侵害。

17 如何运用外治法治疗小儿腹泻

　　妙妙1岁了，前天开始拉肚子，大便呈蛋花汤样。妈妈带她去医院，医生给鑫鑫检查完，开了几种药。可回家后，妙妙怎么也不吃药，每次喂药就跟打仗一样，全家齐上阵，奶奶哄，爸爸吓，软硬兼施。可无论如何，妙妙就是不往下咽药，硬灌进去，也会一口吐出来，全家犯了难。其实像妙妙这样的孩子，可以选用中药外治，一样可以收到很好的疗效。下面就介绍几种中药外治法。

　　中医认为，本病多为脾胃亏虚，邪毒侵袭所致，当以健脾养胃、清热解毒为治，可选用下列外治法。

敷足疗法

　　①吴茱萸、肉桂、花椒、细辛各等份。上药共研细末，外敷双足心涌泉穴及肚脐，敷料包扎，胶布固定。每日1换，天寒或寒象明显则将药末加热后外敷。可健脾化湿止泻。

　　②吴茱萸2～3g。将吴茱萸捣碎，用水浸泡后均匀置于两块纱布上，

然后用胶布分别固定于两侧足心，一般 2 ～ 3 天后取下。可温中健脾，适用于婴幼儿腹泻。

③苦参、苍术各适量。将苦参、苍术研为细末，热重者 3:1 混合，湿重者 1:3 混合，以米醋调敷双足心，外用纱布包扎，胶布固定。4 ～ 12 小时换药 1 次，泻缓则换药时间可适当延长，以愈为度。可健脾利湿，清热燥湿，适用于婴幼儿腹泻。

④大蒜 20g，朱砂 0.3g。将大蒜捣烂，纳入朱砂拌匀，压成药饼样，贴敷于双足心涌泉穴。每日 1 换，连续 3 ～ 5 天。可清热止泻，适用于急性腹泻。

💓 生姜疗法

①生姜适量，洗净，捣烂装入布袋内，置于小儿胃脘部，上放热水袋，热敷 1 ～ 2 小时。每日 2 ～ 3 次，直至病愈。可温中止泻，适用于小儿胃寒吐泻。

②生姜切片，分别贴敷于双侧内关穴，胶布固定，每日敷 12 小时；亦可将生姜捣泥，敷于肚脐，胶布固定，每日换药 1 次，连续 2 ～ 3 天。可温中散寒，适用于小儿胃寒吐泻。

💓 敷穴疗法

①取山栀子（鲜者尤佳）适量，捣如泥，加食盐少许，混合均匀，外贴于手心劳宫穴处，包扎固定。每隔 12 小时换药 1 次，一般 2 ～ 3 次即可。可清热解毒。

②法半夏适量，研为细末备用。使用时每次取药末少许，加白酒适量，调为稀糊状，外敷于双侧天枢穴，敷料包扎，胶布固定。每日换药 1 次，连续 3 天。

💓 敷脐疗法

①芒硝 5 份、丁香 1 份，共研细末备用。使用时取本品 3g，敷于脐孔处，外用伤湿止痛膏固定，可同时配合局部热敷。每日 1 换，连续 2 ～ 3 天。可温中消食。

②五倍子2份、吴茱萸1份，共研细末备用。使用时取本品6g，用凡士林调为膏状敷脐，外用胶布固定。每日1换，一般治疗3～6小时后起效，连续2～3天即可。可温中散寒，收敛止泻。

③丁香、吴茱萸各3份，木香、白术各1份，共研细末备用。使用时取本品5～10g，用黄酒适量调为糊状，敷脐，外用胶布固定。每日1换，连续3～5天。可温中散寒，行气止痛。

④白术、白芍、陈皮、山楂、升麻、车前子、吴茱萸、豆蔻、丁香各等份，研为细末，装瓶备用。使用时取药末适量，用清水调为稀糊状，外敷于肚脐处，敷料包扎，胶布固定。每日换药1次，3次为1疗程，连续治疗1～2个疗程。可健脾止泻。

⑤丁香1份、肉桂2份，共研细末。每次取本品1～3g，纳脐中，外贴纸膏药。每日1次。用于寒泻虚证。

⑥吴茱萸30g，苍术20g，丁香6g，胡椒30粒。用火焙干，研成干粉，混合均匀，装瓶备用。用时取药末1.5～2g，陈醋或植物油调成糊状，敷于脐部，外以纱布固定。每日换药1次。用于脾虚或脾肾阳虚泄泻。

⑦肉桂3g，细辛0.9g，干姜6g。上药共研细末，加冷开水和匀，填于患儿脐部。每日换药1次，连续用3～5日。用于风寒泻。

⑧车前子9g，滑石粉6g，甘草3g。上药共研细末，取药末适量，填满患儿脐部，外以纱布覆盖，胶布贴紧。每日换药1次。用于湿热泻。

⑨单味中药胡椒粉填脐，以填平肚脐为度，用伤湿止痛膏覆盖固定。每日或隔日1次。用于风寒泻。

🦋 热熨疗法

葱白100g，食盐500g。先将食盐放锅内炒至炸花为度，纳入葱白拌匀，用毛巾包好，趁热敷脐（热度不宜过高，以免烫伤）。每日1～2次，连续2～3日。可温阳散寒。

🦋 其他疗法

①鬼针草 30～60g，煎汤后洗足。每日 1～2 次。用于婴幼儿泄泻。

②葛根 5g，黄连 5g，黄芩 10g，马齿苋 30g，木香 6g，浓煎成 100mL。每次 10～30mL 保留灌肠，每日 2 次。用于湿热泻。

③芒硝 30g，肉桂粉 5g，用蜜汁调成胶状，放在纱布上覆盖腹部。每日 1 次。用于重症泄泻引起的严重腹胀（中毒性肠麻痹）。

④生山栀捣烂如泥，加少许食盐混匀，外贴劳宫穴，用纱布包扎固定。每隔 12 小时换药 1 次。用于湿热泻。

⑤艾叶、白胡椒、猪苓、透骨草各 15g，水煎 15 分钟，待药温降至 42℃左右，将双足浸入药液内，反复擦洗膝关节以下部位，并按摩足三里、三阴交、止泻、涌泉等穴。每次 15～20 分钟，每日 2～3 次。用于风寒泻。

18 如何运用针灸疗法治疗小儿腹泻

中医针灸辨证治疗小儿腹泻一般分急性和慢性两大类。

🦋 急性腹泻

（1）寒性泻：肠鸣彻痛，喜温喜按，便稀水，清冷少味，小溲清白，身凉不渴或喜热饮，甚则厥逆，舌苔白润，脉象沉迟。取穴大肠俞、天枢、上巨虚、小肠俞、下巨虚、合谷，加灸中脘、神阙。如脾虚泻重者，加足三里、关元（热补法）；食积不下者，加建里（平补平泻法）；呕吐者，加内关（平补平泻法），重灸中脘；如兼有外感风寒者，加大椎、风门（热补法）。

（2）热性泻：腹中疼痛，痛则欲泻，泻下黄稀便、恶臭，肛门灼热，小溲短赤，甚则涩痛，发热，口渴引饮，恶心烦躁，苔黄腻，脉弦数。取穴大肠俞、天枢、上巨虚、小肠俞、下巨虚、合谷、内庭等，用凉泻法。如泄泻重兼有伤阴者，加止泻、长强、阴陵泉，或静脉补液；如有食滞，可加建里（平补平泻法）、胃俞（平补平泻法）。

🦋 慢性腹泻

（1）脾虚泄泻：泄泻久延，神疲肢软，胃纳差，面色苍白，自觉肛门下坠，腹微胀，脉濡缓虚细。取穴脾俞、中脘、气海、天枢、足三里、三阴交等，用热补法。如兼有外感者，加大椎、风池（热补法）；兼有食滞者，加建里、下脘（热补法）。

（2）肾虚泄泻：每在五更时腹泻、洞泻二三次，面色暗黑，便行溏薄，下肢畏寒，神悴骨弱，脉沉细无力。取穴脾俞、中脘、气海、天枢、足三里、三阴交、肾俞、命门、关元（均用热补法）。兼外感者，加大椎；食滞者，加下脘、建里等（均用热补法）。

其他常用针灸疗法：

①体针

主穴：足三里、四缝、长强。

配穴：天枢、关元、神阙、曲池、三阴交。

治法：一般仅取 1 主穴，如效不显可加用或改用配穴。以 30 号 1 寸长毫针，针足三里，直刺 5～6 分，施以捻转提插或震颤（雀啄）之法，运针 30 秒～1 分钟后起针。四缝，亦可取双手食指到小指掌侧面所有指关节屈曲处横纹正中点，均以毫针（26 号）或三棱针点刺，挤去黄白色黏液。长强，取俯卧位，于尾骨端下缘进针，沿尾与直肠之间刺入 5～8 分，小幅度快速捻转 2 分钟后出针。神阙穴在肚脐下缘进针 6～8 分，捻转 5～7 次出针。天枢、关元、三阴交针法同足三里。发热较高时，曲池穴宜点刺出血。

②艾灸

主穴：中脘、天枢、神阙、止泻。

配穴：足三里、上巨虚；呕吐加内关、公孙；发热加大椎、曲池。

止泻穴位置：当前正中线，脐下 2.5 寸。

治法：主穴为主，如效果不显著或某些症状明显时，加取配穴 1～2 个。主穴用灸法，以神阙穴为中心，向上下左右之穴位，用艾卷盘旋施灸 15～30 分钟，每日 2～3 次。配穴用刺法，得气后略做提插捻转即去针，每日 1 次。

③穴位注射

主穴：足三里（或上巨虚）、天枢。

配穴：止泻。

治法：氯霉素注射液、维生素 B_1 注射液（含量 50mg/mL）、654-2 注射液，任选一种。主穴为主，每次选 1～2 穴，双侧注射，每穴 0.1～0.2mL。每日 1 次，连续治疗 3～5 日。

④穴位敷贴一

主穴：足三里、天枢、中脘、关元。

配穴：呕吐加内关；发热加大椎。

代针丸组成：吴茱萸、五倍子、公丁香、灵磁石、白芥子各等份，冰片或麝香少许。各药研末过筛取粉，混匀加入冰片或麝香，再调以油膏，制成黄豆大小之丸粒。

治法：主穴均选，据症酌加配穴。选定穴位后，用酒精擦净穴区皮肤，将代针丸 1 粒置于 1/4 张伤湿膏上，贴敷穴位，松紧适中。每日换药 1 次，5 次为 1 疗程。

⑤穴位敷贴二

主穴：足三里、合谷、大肠俞、神阙、长强。

治法：将舒康贴膏（主要成分为山楂核精）剪成 3.5cm×3.5cm 大小，贴于上述穴位。每日 1 次，每次贴 12～24 小时，3 次为 1 疗程。

⑥穴位激光照射

主穴：天枢、足三里、上巨虚、神阙、止泻。

治法：每次选 2～3 穴，用氦氖激光器，波长 632.8nm，功率 1.5mW，光斑直径 1～2mm，出光口离皮肤 30cm 照射。每穴照射 3～5

分钟，每日照射 1～2 次。

⑦耳穴压丸

主穴：大肠、直肠下段、胃、交感。

配穴：盆腔、小肠、脾、神门。

治法：一般仅取主穴，效不显者酌加配穴。用王不留行籽贴敷上穴，由家长协助行压丸刺激。每日 3～4 次，每次 3 分钟。

⑧体针加捏脊

主穴：天枢、止泻、足三里。

配穴：发热加曲池；呕吐加内关。

治法：主穴必取，配穴据症而加 30 号 1 寸毫针直刺，捻转提插半分钟后即出针。针毕，令患儿俯卧，用常规捏脊法沿长强至大椎的督脉段提捏 3～6 遍，着重提捏关元俞和大肠俞。再由膀胱俞至风门的膀胱经线边捏边提放 3～6 遍，双拇指同时揉双脾俞、胃俞各 1 分钟。每日 1 次。

⑨头针

主穴：额旁二线。

配穴：长强。

治法：额旁二线取穴方法为在临泣穴以下至前发际向下 1cm 处，分上、中、下三点。针刺时，令患儿取半坐位，由家长双手捧住患儿两颞部，常规消毒皮肤后，术者左手拇指压穴旁，右手持 1 寸毫针，刺上、中、下三点。采用半刺法，浅刺而疾出针，针刺深度为患儿同身寸之一分，破皮即为得气。长强亦用半刺法。每日 1 次，不计疗程。

NO.5

孩子得了腹泻，父母是最好的保健医

1 正常小儿大便几次算正常

正常宝宝的大便一般每天 1～2 次，呈黄色条状。腹泻时会比正常情况下排便次数增多，轻者 4～6 次，重者可达 10 次以上，为稀水便或蛋花汤样便，有时是黏液便或脓血便。

2 为什么小儿腹泻要化验大便

孩子出现腹泻，大夫经常让化验大便，常做的检查有大便常规和轮状病毒。化验的目的主要是了解孩子的肠道情况，有没有感染，弄清引起腹泻的病因。一般来说，大便常规主要看大便中有没有过多的白细胞、红细胞。如果白细胞超过正常值，红细胞不多，可诊断为细菌感染引起的腹泻，需要使用抗生素。如果白细胞和红细胞值都正常，则提示可能是病毒感染或其他原因引起的腹泻，如受凉、食积、食物过敏等，或胃肠道的器质病变。轮状病毒是导致秋季泻的罪魁祸首，秋季泻的主要表现，1 天排便 10 多次，大便呈黄色水样或蛋花样，可有少量黏液。若孩子大便有很多黏液及红丝，甚至脓血便，并伴随明显的高热、精神不振或烦躁、腹痛、哭闹，可能为细菌性痢疾，一定要引起重视，除了化验大便，还要做大便细菌培养以及查血常规。

出现了腹泻家长一定要带孩子去医院化验大便，弄清楚引起孩子腹泻的病因，对症治疗。切忌凭自己的经验乱给孩子吃药，也不要带孩子去没有化验设备的小诊所。小诊所在没有弄清腹泻病因的情况下，开的药通常是抗生素或者激素，甚至是止泻药，会暂时缓解病情，但是可能导致宝宝的病情加重，或造成其他伤害。

3 怎样正确取大便标本

言雪家旁边新开了家自助餐厅，周末妈妈就带 5 岁的言雪去吃自助餐，结果第二天言雪就开始拉肚子。妈妈带言雪去医院，医生说孩子需要先做大便检查。妈妈去检验科领了一次性的用具，可妈妈不知道取大便有什么要求？应该怎么取？

正常粪便的主要成分为食物残渣、水分和细菌，还有少量肠道、胰腺分泌物、胆色素代谢产物，以及蛋白质和脂肪的分解产物等。因此，粪便的检验对于了解胃肠、胆、胰等功能状态及其疾病均有重要意义。

和其他检查一样，大便常规检验的结果如何，与标本有密切关系。因此，大便标本应新鲜，不可混有尿液。常规检查，一般只要截取指头大小的粪便置于硬纸盒内或不吸水的纸内即可。特殊检查时则要按规定留取，如大便中有黏液、脓血，应截取这些部分送检。

检查便潜血时，须提前 3 天禁食肉类，特别是动物肝脏、血液及富有叶绿素的食物等。采集标本宜在粪便中央取，以防受食物及直肠、肛门出血的影响。

留取小儿粪便标本要注意什么呢？

（1）粪便不可混有尿液；量少许。

（2）要选择有脓血、黏液的部分，如无脓血应从粪便表面不同部位和粪端采取。

（3）将采到的粪便放在清洁的小瓶中，最好不要放在纸盒中，以免水分蒸发，大便干涸。

（4）夏季粪便容易发酵，所以必须在截取小儿大便后30分钟内送交检查。

（5）如第一次化验正常，不要相信一次的化验结果，可以再送检一两次看看。

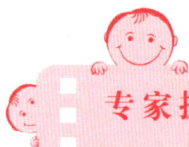

专家提醒：

化验大便对于治疗小儿腹泻有着非常重要的意义，只有正确的采取大便标本，才能获得准确的检验结果。

4 孩子得了腹泻，家长要注意观察哪些表现

小孩腹泻时，家长能为孩子做些什么呢？因为只有掌握了这些信息，在给小孩治疗时，医生才能更有保证，所以不要小看这些事情。

1. 观察大便性状和次数，看大便是什么样子很重要，如果是糊状或（小孩子）大便里有不消化的奶瓣儿，量不大，不是水样便，也不是黏液脓血便，可以暂时不用处理，再观察一下。如果是水样便，每次量很多，或肉眼看见黏液或血丝，应立即到医院化验大便。

2. 正确取大便标本化验。

3. 观察孩子是否有脱水现象，如孩子哭时泪少或无泪，加上尿少，说明脱水很严重，要立即给孩子补液。如孩子不吐，可以给孩子口服补液盐（市面有售），或临时喂点淡糖盐水。如呕吐很严重，不能进食，需要去医院输液。同时注意孩子是否有发热现象，如温度超过38.5℃，要

适当选择退热药。

4. 小孩腹泻的时候不需要禁食。有人说孩子腹泻时需要饿一下，这样肠道可以得到适当地休息。这种说法不能说完全错误，但是小孩子不能耐受饥饿，而且可能会加重脱水。所以，如果是母乳喂养的孩子，可继续喂养；牛奶喂养的孩子，冲稀点或换成无乳糖奶粉过渡一下；大点儿的孩子，停一下牛奶和肉、蛋等，清淡为主，只吃点稀饭或面汤就可以了。总的原则，不需要饥饿疗法，当然也不要过饱，不要强迫孩子进食。

5. 我们除了观察大便性状和次数以外，还需要进行以下观察，包括测孩子体温；看身上有无皮疹或其他异常表现；看腹泻是发烧前出现还是发烧后出现的；看孩子的精神面貌，是否有精神差、阵发性哭闹、尿少、呕吐等。

专家提醒：

门诊医生接诊一个患儿也就 3～5 分钟，家长将对患儿病情的细致观察告知医生，医生才能更全面地了解患儿的病情。如果家长一无所知，医生诊断起来就比较困难。

5 小儿推拿的常用穴位和手法

小儿推拿疗法，简单、方便、有效，不受设备、医疗条件的限制，又能免除患儿服药、打针之苦，因此深受患儿及其家长的欢迎。小儿推拿的穴位特点，主要表现在特定的穴位上。这些穴位大多集中于头面及上肢部，且穴位不仅有点状，也有线状和面状。点状，即一个点是一个穴位，如手背腕横纹中央点即是一窝风穴（相当于针灸的阳池穴）。线状，即从一点到另一点连成的一条线，如前臂的三关穴和六腑穴都是线状穴。面状，即人体的某个部位就是一个穴，如整个腹部为腹穴。临床操作中，一是强调先头面、次上肢、次胸腹、次腰背、次下肢的操作程序；二是强调手法的补泻作用；三是重视膏摩的应用和使用葱汁、姜汁、滑石粉等介质进行推拿，这样既可保护娇嫩皮肤不致擦破，又可增强手法的治疗作用。

小儿推拿的对象，一般是指5岁以下的小儿；用于3岁以下的婴幼儿，效果更佳。其治疗范围比较广泛，如泄泻、呕吐、疳积、便秘、厌食、脱肛、感冒、发热、咳喘、惊风、遗尿、肌性斜颈、斜视、小儿瘫痪等症。

🦋 小儿推拿常用穴位

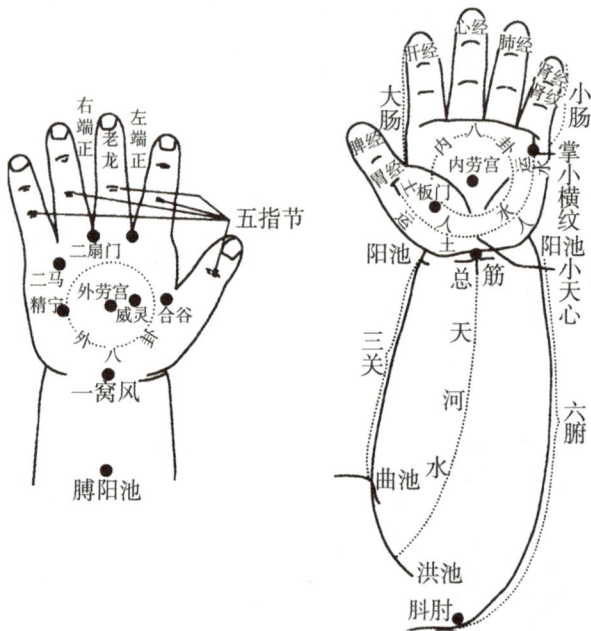

图1　小儿特定穴上肢图

百会
囟门
攒竹
坎宫 心 坎宫
眉根
太阳 山 太阳
耳门 迎香 迎香 耳门
中
延年 牙关 牙关 准头
承浆
天突

乳旁 乳旁
乳根 膻中 乳根
胁 胁
肋 肋
中脘
天枢 脐 天枢
肚角 丹田 肚角
小 箕 箕 四
横 门 门 横
纹 纹
百虫窝 百虫
膝眼 膝眼
足三里 足三里
前承山 前承山
三阴交 三阴交
解溪 解溪
大敦 大敦

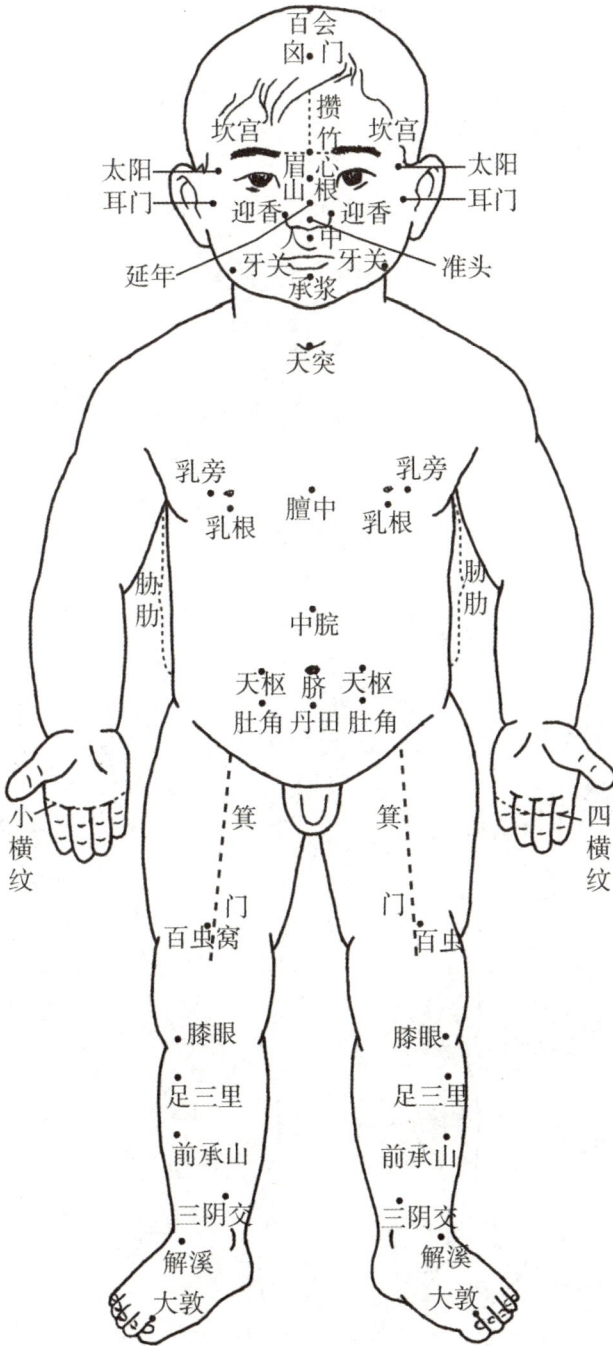

图2　小儿特定穴正面图

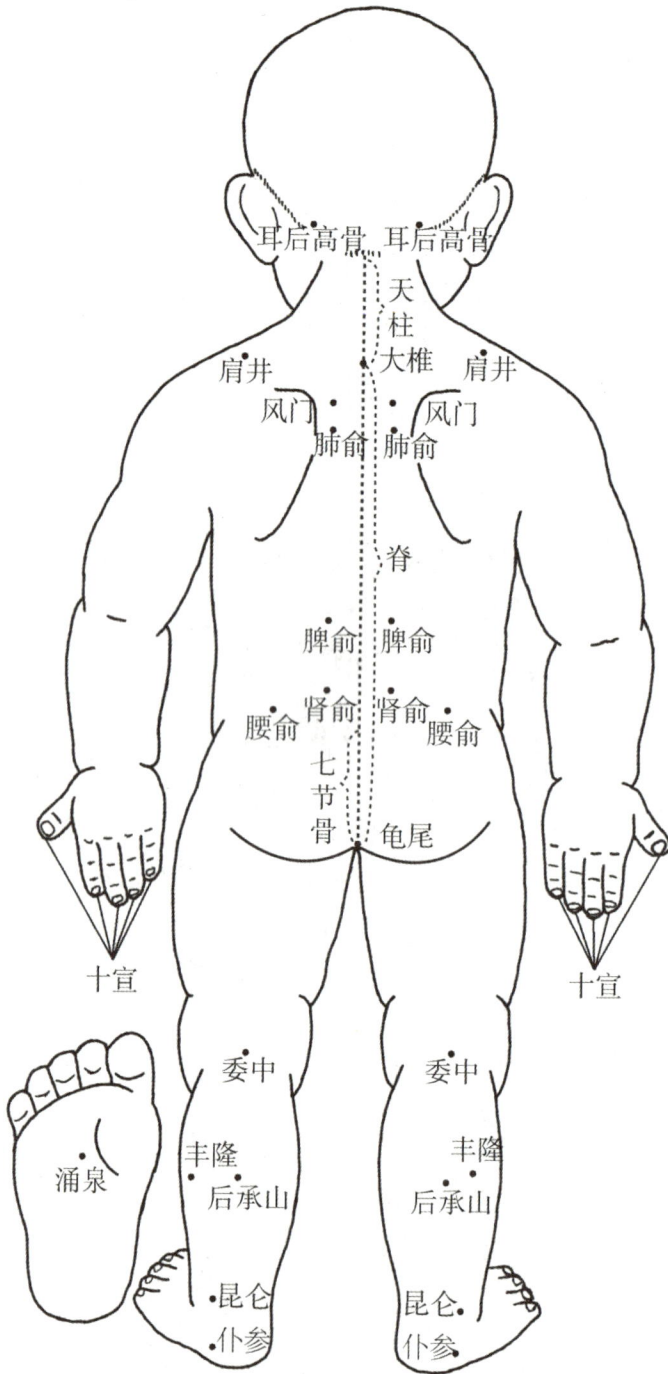

耳后高骨　耳后高骨
天柱
肩井　　大椎　　肩井
风门　　　　风门
肺俞　肺俞
脊
脾俞　脾俞
腰俞　肾俞　肾俞　腰俞
七节骨　龟尾
十宣　　　　　　　　十宣
委中　　　委中
丰隆　　　　丰隆
涌泉　后承山　后承山
昆仑　　昆仑
仆参　　仆参

图3　小儿特定穴背面图

🦋 小儿推拿常用的手法

（1）推法：用拇指或食、中二指螺纹面沿同一方向运动，称为"推法"。

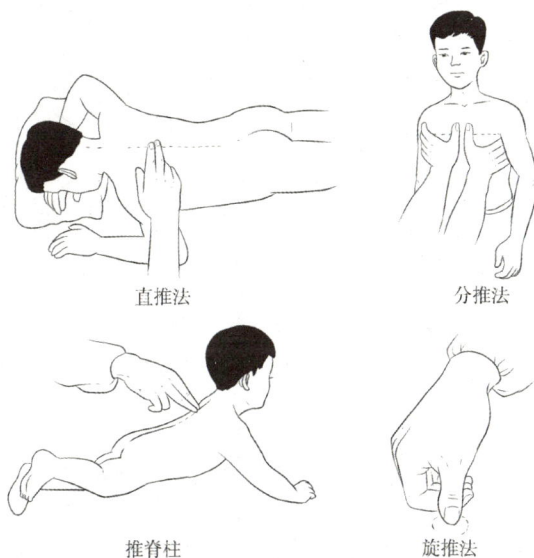

直推法　　　　　　　　　分推法

推脊柱　　　　　　　　　旋推法

图4　推法

（2）拿法："拿法"是用拇指和食、中两指相对用力（或用拇指和其余4指相对用力），提拿一定部位或穴位，做一紧、一松的拿捏。

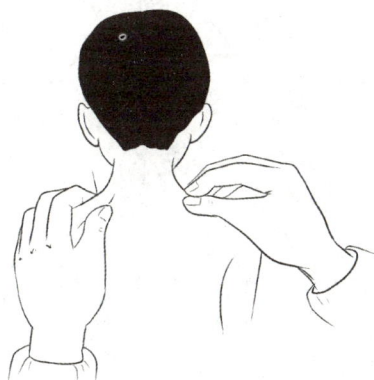

图5　拿法

（3）按法："按法"是用手指或手掌按压小儿的一定部位或穴位，逐渐用力向下按压。

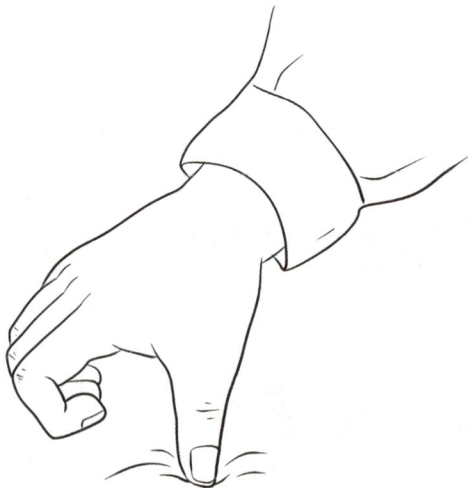

图6　拇指按法

（4）摩法："摩法"是用食指、中指、无名指和小指指腹或手掌掌面放在一定部位，以腕关节带动前臂，沿顺时针或逆时针方向做环形抚摩。频率是每分钟120次。

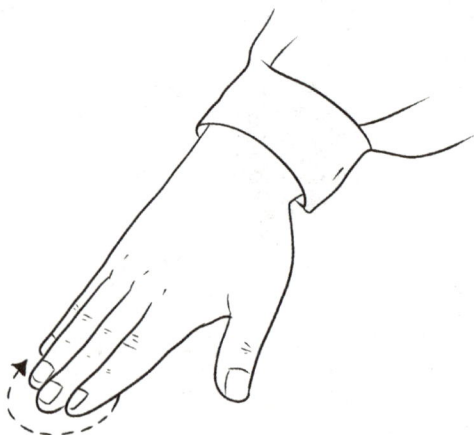

图7　指摩法

（5）捏法（捏脊）：捏法是用拇指、食指、中指三指轻轻捏拿肌肤，作用于背部正中，又叫"捏脊"。从"长强穴"到"大椎穴"成一直线，操作时应由下向上捏拿。捏脊有两种方法：一种是拇指在前，食指在后；另一种是拇指在后，食、中两指在前。在捏脊时，每捏 3～5 遍后，在第 4 或第 6 遍时，每捏 3 次，将肌肤捏住向上提拉 1 次，称"捏三提一"，也可以"捏五提一"。

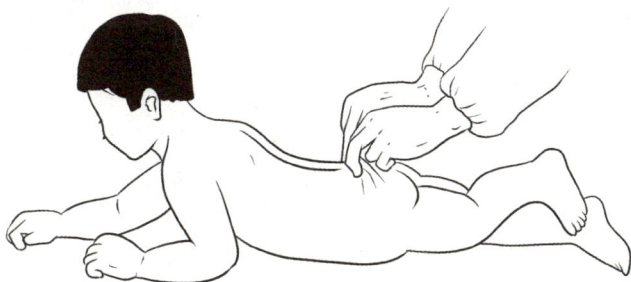

图 8　捏脊法

（6）揉法："揉法"是用手指的螺纹面、大鱼际或手掌，作用于一定的部位或穴位，做环形揉动。

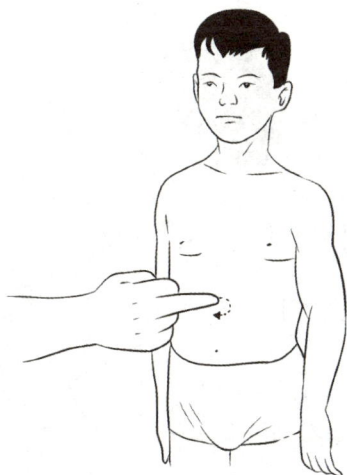

图 9　指揉法

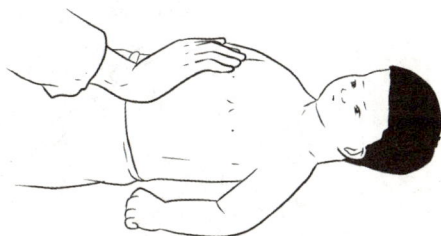

图 10　掌揉法

（7）掐法："掐法"是用指甲着力重按穴位。

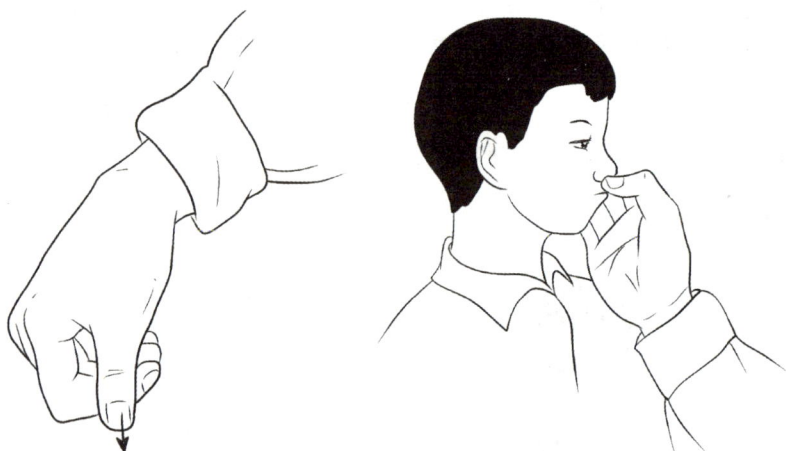

图 11　掐法

（8）擦法："擦法"是用手掌、鱼际或食、中指二指螺纹面着力于一定的部位，做往返的直线擦动。

（9）搓法："搓法"是用双手的掌面夹住或贴于一定部位，相对用力做快速搓转或搓摩，并同时做上下往返的移动。

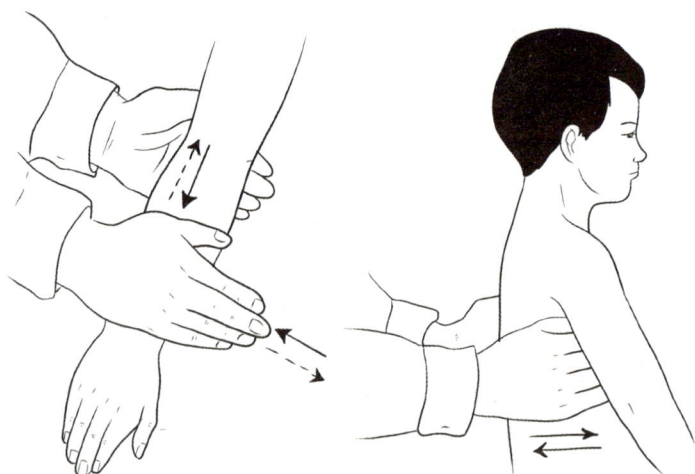

图 12　擦法（左）与搓法（右）

（10）摇法："摇法"是用一手持住肢体或关节的近端，另一手持住关节的远端，做一定幅度的摇动，如摇颈。

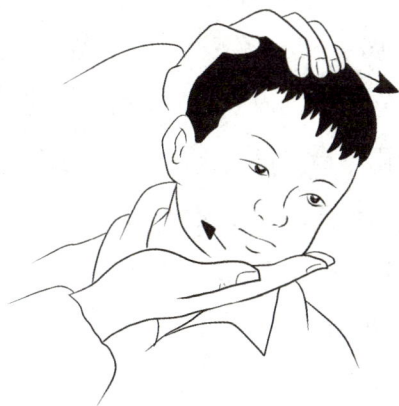

图 13　摇法

6 如何在家运用推拿疗法治疗小儿腹泻

小儿推拿的作用

小儿推拿的作用可以概括为平衡阴阳、调和脏腑、疏通经络、行气活血、扶正祛邪。具体表现为：

（1）提高小儿机体各项功能：穴位与经络的治疗功能，已被现代临床医学所证实。穴位即经络上的最重要点，通过刺激穴位，可以起到调整经络气血、阴阳平衡的作用。正气存内，邪不可干。也就是抵抗力增强，得病的机会就相应减少。大量的临床实践证明，小儿推拿确有增强免疫功能的作用，同时还可以保证小儿气血充盈、饮食不偏、食欲旺盛、发育正常等。

（2）缓解、解除小儿病痛：如果小儿患病，可按摩小儿身体的某一部位，通过经络的联系，使其体内相应的脏腑产生相应的变化，从而达到治疗疾病的作用。小儿推拿治疗范围很广，对发热、感冒、咳嗽、哮喘、滞颐（流口水）、腹痛、腹泻、便秘、厌食、疳积（营养不良）、夜啼、遗尿、近视、小儿肌性斜颈等多种常见病有良好的治疗作用。

（3）未病先防，提高小儿对疾病的抵抗力：小儿推拿对小儿强身防病的功能，主要体现在两个方面：①未病先防：通过按摩，使小儿气血调和，经络通畅，阴阳平衡，正气充足，从而达到不得病、少得病的功效。②防病传变：小儿得病后传变较快，易发生危急状态。小儿推拿可以起到防止传变及发生危急病症的作用。

🦋 小儿推拿的主要特点

（1）简单易学，方便易行：小儿推拿操作简单，易学易懂，只要按照要求，遵循规律，操作练习几次就可以掌握其基本的方法。

小儿推拿是一种自然疗法，不需要借助任何器械、药品或医疗设备。只是依靠家长的双手在小儿体表部位施行手法，就可以达到防治疾病的目的。它不受医疗条件的限制，随时随地都可以实施。这样不仅应用方便，而且节省费用。

（2）见效快，疗效高：临床证明，小儿推拿对小儿常见病、多发病都有很好的疗效，尤其对于消化道疾病效果更佳。对许多慢性病、疑难病也有比较好的疗效。

（3）安全稳当，不易反弹：只要对疾病诊断正确，依照小儿推拿的操作方法合理进行施治，一般不会出现危险或安全问题。应用推拿疗法治疗疾病，不会出现反弹或并发症。

（4）没有毒副作用，利于疾病康复：推拿是一种单纯的手工理疗手法，治疗中避免了某些药物的不良反应或毒性反应；同时也纠正了药物中因剂量不当对患者身体造成的不良反应或危害。推拿是一种有利无害的治疗方法，完全符合当今医学界推崇的"无创伤医学"和"自然疗法"的要求。

（5）治病去根，不易复发：慢性病复发的根本原因在于疾病所涉及的脏腑或气血功能下降。推拿疗法根据中医基本理论，对于易反复发作的慢性病，都可以针对病因，通过手法施术，加强气血循环，恢复其脏腑功能，所以能达到治病去根的目的。对于急性病，其机体功能本没有多大损失，加之按摩过程又注意了功能的调治，更不会遗留病根。对于反复发作性病症，可通过对人体素质的调补减少再发机会。对于身体虚弱者，不仅可以治愈已发疾病，而且提高了免疫功能及健康素质。

（6）小儿不受痛苦，易于接受：其他疗法小儿都要遭受痛苦，即使是服药，小儿也难以接受，经常给疾病的治疗带来困难；同时，也会因小儿不能和医生配合而影响疗效。应用小儿推拿疗法，小儿不会有任何痛苦感，甚至感到是一种享受，能够消除小儿在疾病治疗过程中的恐惧心理。

（7）预防保健，适于家庭：小儿推拿除了有良好的治疗效果外，还有非常好的保健功能。经常运用小儿推拿疗法，可以增强小儿体质，提高小儿抗病能力，非常适用于家庭。

🦋 推拿的主要方法

（1）推法：用拇指或食、中二指指面沿同一方向运动称为"推法"。推法主要包括直推、旋推、分推三种。"直推"是在表皮进行操作，不要推挤皮下组织。直推法常用于"线状"穴位。"旋推"也是只作用于表皮，不得带动皮下组织。旋推法主要用于手部"面状"穴位。"分推"可横如直线，也可弯曲如弧线。

（2）拿法："拿法"是用拇指和食、中两指相对用力（或用拇指和其余四指相对用力），提拿一定部位或穴位，做一紧、一松的拿捏。拿法动作要缓和而有连贯性，不要断断续续；用力要由轻到重，不可突然用力。

"拿法"刺激较强，常配合其他手法应用于颈项、肩部、四肢的穴位和肌肉较丰满的部位。

（3）按法："按法"是用手指或手掌按压小儿的一定部位或穴位，逐渐用力向下按压。主要包括三种形式，分别为"拇指按法""中指按法"和"掌按法"。"按法"是一种刺激较强的手法，常与"揉法"结合应用，组成"按揉"复合手法。"按揉"就是先按后揉，或者边按边揉。

（4）摩法："摩法"是用食指、中指、无名指和小指指腹或手掌掌面放在一定部位上，以腕关节带动前臂，沿顺时针或逆时针方向做环形抚摩。频率是每分钟摩动120次。

（5）捏法（捏脊）："捏法"是用拇指、食指、中指三指轻轻捏拿肌肤，作用于背部正中，又叫"捏脊"。从"长强穴"到"大椎穴"成一直线，操作时应由下向上捏拿。捏脊有两种方法，一种是拇指在前，食指在后；另一种是拇指在后，食、中两指在前。在捏脊时，每捏3～5遍后，在第4或第6遍时，每捏3次，将肌肤捏住向上提拉1次，称"捏三提一"，也可以"捏五提一"。

（6）揉法："揉法"是用手指的罗纹面、大鱼际或手掌，作用于一定的部位或穴位上，做环形揉动。一般以每分钟揉120～160次为宜。"揉法"分为"指揉法""掌揉法"和"鱼际揉法"。用手指的罗纹面作用于穴位做环形揉动叫"指揉法"；用手掌的大鱼际作用于治疗部位做环形揉动叫"鱼际揉法"；用手掌（掌跟）作用于治疗部位做环形揉动叫"掌揉法"。

（7）掐法："掐法"是用指甲着力重按穴位。运用"掐法"时要用指甲垂直用力按压重刺，不得抠动而掐破皮肤。"掐法"是强刺激手法之一，常用于点刺穴位，是"以指代针"之法。掐后常用拇指揉法，以减缓局部不适。

（8）擦法："擦法"是用手掌、鱼际，或食、中指二指罗纹面着力于一定的部位，做往返的直线擦动，包括"指擦法""鱼际擦法"和"掌擦法"。擦时不论是上下方向或左右方向，都应直线往返，不可歪斜，且往返距离要长。着力部位要紧贴皮肤，但不要硬用压力，以免擦破皮肤。用力要稳，动作要均匀连续。呼吸自然，不可屏气。

（9）搓法："搓法"是用双手的掌面夹住或贴于一定部位，相对用力做快速搓转或搓摩，并同时做上下往返的移动。可以用双掌小鱼际（手掌内侧，即近小指一侧肌肉隆起的部分）夹住某部位做搓揉；也可以用单掌贴于某部位做单向搓摩。"搓法"用于上肢时，要使上肢随手法略微转动；"搓法"用于腰背、胁肋时，主要是搓摩动作。

🦋 腹泻的主要治疗手法

（1）补脾土：脾土穴位于大拇指桡侧。医者用拇指桡侧缘沿患儿的左拇指桡侧缘从指端推向指根 100 ～ 300 次。

（2）补大肠：大肠穴位于食指桡侧缘。医者以右手拇指桡侧缘沿患儿的左食指桡侧从指端推向指根 100 ～ 200 次。

（3）清小肠：小肠穴位于小指尺侧缘。医者以右手拇指桡侧缘沿患儿的左小指尺侧从指根推向指尖 100 ～ 200 次。

（4）顺运内八卦：内八卦位于掌心内劳宫穴周围。医者以左手扶住患儿左手，用拇指前端遮盖住患儿中指指根处，以右手拇指指尖端在患儿的内劳宫穴周围做顺时针方向运转 50 次左右。

（5）摩腹：腹位于肚脐周围。医者用掌面做逆时针方向摩腹 100 ～ 200 次。

（6）按揉中脘：中脘位于剑突下至肚脐的中间处。医者用右手中指按揉中脘 30 ～ 50 次。

（7）分推腹阴阳：医者以两手拇指自剑突下沿两侧季肋缘分推 10 ～ 20 次。

（8）按揉足三里：该穴位于膝下 3 寸胫骨外侧缘约一横指处。医者以拇指分别在两侧足三里穴处按揉 30 ～ 50 次。

（9）推箕门：箕门在股内侧，自膝上至腹股沟成一直线。医者以右手食、中二指指面自膝向上直推 50 ～ 100 次。只推左侧适于水泻严重者。

（10）推上七节骨：七节骨位于第二腰椎至尾骨间中间区。医者以右手食、中二指指面自尾骨向上直推 100 ～ 150 次。

（11）捏脊疗法：捏脊时，主要是将手法作用于小儿后背的脊柱及两侧。脊柱位于督脉循行之处，主一身之阳，捏脊可调理阴阳、健脾补肾。操作时，术者以双手食指轻抵脊柱下方长强穴，向上推至脊柱颈部的大椎穴，同时双手拇指交替在脊柱上做按、捏、捻等动作，共捏 6 遍。第 5 遍时，在脾俞、胃俞、膈俞做捏提手法。6 遍结束后，用两手拇指在小儿的肾俞穴处轻抹 3 下即可。捏脊疗法在每日晨起或上午操作，效果最佳。

（12）揉龟尾：龟尾位于人体尾椎骨处。中医认为，揉龟尾穴能通调督脉之经气，有调理大肠的功能，对止泻、通便有一定效果。揉龟尾时家长用大拇指指腹轻按于龟尾穴上，然后做轻柔缓和的回旋转动，以 300 次左右为宜。在龟尾向上约 4 寸的地方是人体的七节骨。家长如果能把龟尾与七节骨之间的部位再从下向上推百余次效果更好。在七节骨与龟尾一线，家长自下而上推可温阳止泻；自上向下推可治便秘。

（13）按肚角：肚角位于小儿肚脐下 2 寸，左右旁开 2 寸处。家长将双手的大拇指放在肚角上然后慢慢用力下按，再慢慢减力松开，这样一轻一重来回数次。肚角属脾胃经，经常按之，对治疗脾胃虚寒所致的小儿腹泻、腹痛有一定作用。如果家长在按过肚角后，再用手掌按逆时针方向环形移动按摩腹部，效果会更加明显。

（14）运八卦：八卦，又称内八卦，是围绕掌心的 8 个穴位的总称。运八卦对由伤食引起的脾胃虚弱有一定疗效，如饥饱无度、过食生冷等造成的腹泻、呕吐、食谷不化等。具体做法是家长用右手中指托住患儿的手背中央，把大拇指放在宝宝手掌的八卦穴上，按逆时针方向环形移动摩擦约 300 次即可。

推拿的注意事项

（1）小儿推拿适用对象为 9 周岁以内的小儿。

（2）给小儿推拿时，应选择避风、避强光、噪音小的地方。室内应保持清静整洁、空气清新、温度适宜。推拿后要注意避风，忌食生冷。

（3）推拿时家长要保持双手清洁，摘去戒指、手镯等饰物。指甲要常修剪，刚剪过的指甲，一定要用指甲锉锉平。冬季推拿时双手宜暖。

（4）小儿过饥或过饱均不利于按摩疗效的发挥。在小儿哭闹之时，要先安抚好小儿的情绪，再进行推拿。

（5）小儿皮肤娇嫩，按摩时切勿抓破小儿皮肤。家庭推拿一般可使用按摩油或爽身粉等介质，以防推拿时皮肤破损。

（6）小儿推拿的操作顺序一般是先头面，次上肢，再胸、腹、腰、背，最后是下肢；也可先重点，后一般；或先主穴，后配穴。拿、掐、捏、捣等强刺激手法，除急救外，一般放在最后操作，以免小儿哭闹不安，影响治疗的进行。小儿推拿手法操作时间的长短应根据病情、体质而定，因病因人而异。在临床实践中，推法、揉法运用较多；摩法用的时间较长；运用掐法、按法时，手法要重、少、快。如果仅需按摩一侧手部穴位，可不论男女，均按摩左手。

（7）一般情况下，小儿推拿1次总的时间为10～20分钟。但是由于病情和小儿年龄的不同，在推拿次数和时间上也有一定的差别。年龄大、病情重，推拿次数多，时间相对长。反之，次数少，时间短。一般情况，每日1次，重症者每日2次。需长时间治疗的慢性病者7～10天为1疗程。一个疗程结束后，可休息数日，然后进行下一个疗程的治疗。做保健性按摩时，针对不同的系统，可以进行每日1次或隔日1次的规律性按摩；选穴也可以相对治疗时少取，刺激程度应略低，时间可以保持在15分钟左右。

（8）小儿推拿手法的基本要求是均匀、柔和、轻快、持久。

（9）在施行手法时要注意小儿的体位，原则上以使小儿舒适为宜，并能消除其恐惧感，同时还要便于操作。

（10）小儿推拿的禁忌证有骨折、创伤性出血、皮肤破损、皮肤溃疡、烧伤、烫伤、急性或烈性传染病、癌症及危重病症等。

（11）每次给孩子推拿最好只针对一个问题，如果保健和治疗目的太多，推拿的穴位太杂，常会影响最终效果。

（12）小儿推拿治疗前，必须有明确的诊断。如果家长不能肯定，请先到医院就诊。小儿疾病，瞬息万变、刻不容缓，请家长不要疏忽大意。

7 如何在家中运用刮痧疗法治疗小儿腹泻

（1）头部：全息穴区——额旁2带（双侧）。

（2）背部：膀胱经——双侧脾俞、肾俞、大肠俞至小肠俞。

（3）腹部：任脉——建里至水分。胃经——双侧天枢。肝经——双侧章门。

（4）下肢：胃经——双侧足三里、内庭。

刮痧治疗本病，手法宜轻，同时可配合捏脊、推拿、中药贴脐、热敷腹部等方法，以提高疗效；病情严重者，如出现高热、神昏、脱水、酸中毒等症状，应及时采用中西药物对症治疗，以尽快控制病情。

8 如何在家中运用拔罐疗法治疗小儿腹泻

外感风寒

（1）症状：患儿大便次数增多，大便夹有较多泡沫，伴有恶寒发热，鼻塞流涕，口不渴，舌苔白，食指侧（靠近大拇指方向）皮肤可见血管纹色红。

（2）选穴：大椎、肺俞、中脘、神阙、天枢。

（3）定位

大椎：在背部正中线上，第7颈椎棘突下凹陷中。

肺俞：在背部，当第3胸椎棘突下，旁开1.5寸处。

中脘：在前正中线上，脐上4寸处。

神阙：前正中线上，肚脐凹陷处。

天枢：在腹部，肚脐两侧旁开2寸处。

（4）拔罐方法：单纯拔罐法，留罐5～10分钟。后用艾条灸大椎、肺俞穴，行温和灸10～15分钟，以局部皮肤红晕为度。每日1次，5次为1疗程。

💗 饮食不节，脾胃有积

（1）症状：患儿大便次数增多，大便如蛋花汤样，或呈黄绿色粪便，伴有恶臭，呕吐口渴，舌质红苔黄，食指侧（靠近大拇指方向）皮肤可见血管纹色紫。

（2）选穴：中脘、天枢、四缝、上巨虚。

（3）定位

中脘：在前正中线上，脐上4寸处。

天枢：在腹部，肚脐两侧旁开2寸处。

四缝：在第2～5指掌侧，近端指关节的中央，一侧4穴，左右共8穴。

上巨虚：在小腿前外侧，当犊鼻下6寸，距胫骨前缘一横指（中指）处。

（4）拔罐方法：四缝穴用三棱针点刺，挤出黄白色透明样黏液，或点刺出血，两侧交替操作，余穴采用单纯拔罐法。每日1次，5次为1疗程。

💗 脾肾亏虚

（1）症状：大便次数增多，时泻时止，或泻于黎明之前（五更之时），便溏或便中夹有不消化食物，腹部隐痛，腹胀，体瘦乏力，怕寒，四肢冷，面色淡白或萎黄，舌淡胖，舌边有齿痕。

（2）选穴：脾俞、命门、中脘、神阙、天枢。

（3）定位

脾俞：在背部，第11胸椎棘突下，两侧旁开1.5寸处。

命门：在腰背部，后正中线上，第 2 腰椎棘突下凹陷处。

中脘：同前。

神阙：同前。

天枢：同前。

（4）拔罐方法：神阙穴用艾炷隔盐灸，每次灸 3 ～ 5 壮；余穴采用单纯拔罐法。每日 1 次，10 次为 1 疗程。

专家提醒：

虚弱患儿要注意施灸部位保暖，避风寒，预防感冒。小儿气血虚弱，属热证者施灸不可过久，否则对病情不利。患儿腹泻属热证者，需注意施灸手法，以泻法为主。

9 如何用药浴疗法调治小儿腹泻

🦋 鬼针草汤

鬼针草 30g，加水煎煮后倒入盆中，先熏蒸，后浸泡、洗涤双足。每日 3 次，连用 3 ～ 5 日。可用于各种腹泻。

🦋 无花果明矾汤

无花果叶 30g、明矾 15g，加水煎煮后泡脚。每日 3 次。可用于各种腹泻的辅助治疗。

🦋 橘叶姜芽汤

鲜橘叶、生姜、炒二芽、焦山楂、诃子各 30g。将上药择净，放入药罐中，加清水适量，浸泡 5 ～ 10 分钟后，水煎取汁，放入浴盆中，候温足浴。每次 15 ～ 20 分钟，每日 2 次，连续 2 ～ 3 日。可消食化积，和中止泻。适用于小儿腹痛腹胀，泻前哭闹，泻后腹痛减轻，大便臭秽，嗳腐酸臭，不思饮食，舌苔厚腻或垢浊，脉滑等。

🦋 二香干姜汤

藿香、香薷、生姜各20g。将上药择净，放入药罐中，加清水适量，浸泡5～10分钟后，水煎取汁，放入浴盆中，待温度适宜时，让患儿赤足站于药液中，以药液不超过足踝为度。每次浸泡10分钟，每日2次，连用3～5日。可解表散寒，芳香化浊。适用于大便清稀，甚至如水样，色淡臭气轻，腹痛肠鸣，脘闷食少，或兼有恶寒发热，鼻塞头痛，肢体酸痛，舌苔薄白或白腻，脉濡缓等。

🦋 车马竹叶汤

车前草、马齿苋、竹叶各30g。将上药择净，放入药罐中，加清水适量，浸泡5～10分钟后，水煎取汁，倒入浴盆中，先熏双足，待温度适宜时足浴。每日2次，每次10～30分钟，连续3～5日。可清热利湿。适用于小儿腹泻，大便泻下急迫，或泻而不爽，粪色黄褐而臭，烦热口渴，小便短黄，舌苔黄腻，脉濡数或滑数等。

🦋 无花果叶汤

无花果叶3～5片（干鲜均可）。将无花果叶放盆中，加入500mL冷水，熬至200mL左右，先熏双足心，待温时洗双足心。熏洗约15分钟即可，每日2次，连续3～5日。可健脾益气。适用于小儿腹泻，大便时泻时止，便稀或水谷不化，食欲不振，脘腹胀满，面色萎黄，肢倦乏力，舌淡苔白，脉细弱等。

🦋 三叶二香汤

扁豆叶、丝瓜叶、绿豆叶、藿香、香薷各30g。将上药择净，放入药罐中，加清水适量，浸泡5～10分钟后，水煎取汁，倒入浴盆中，先熏双足，待温度适宜时足浴。每日2次，每次10～30分钟，连续3～5日。可健脾利湿。适用于小儿腹泻，纳差食少，肢软乏力，面色萎黄等。

🐛 艾草胡椒汤

艾叶 50g，白胡椒 25g，透骨草 25g。将上药择净，加水 500～1000mL，水煎 10～15 分钟后去渣取汁，将药汁倒入盆中，以不烫为度。双足浸洗 10～15 分钟，每日 2 次，连续 3～5 日。可温肾健脾，固涩止泻。适用于小儿腹泻，久泻不止，甚或脱肛，食入即泻，完谷不化，形寒肢冷，腰膝酸软，舌淡苔白，脉沉细等。

10 如何给孩子煎服中药

3 岁的小灵儿最近半年总是感冒，妈妈想给她找中医好好调理一下。今天早上灵儿妈妈带她去看了中医，医生给灵儿开了 7 剂中药。可回到家，面对一包包的中药，还有什么先煎、后下的，灵儿妈妈犯了难，不知道应该如何煎药，怎么吃？那么，究竟应该如何给孩子煎服中药呢？

汤剂是中医临床上应用最早、最广泛的剂型。因其适应中医辨证施治、随症加减的原则，又具有制备简便、吸收迅速等特点，倍受医生和患者的青睐。但如果煎服不得法，则难以奏效。下面简单介绍一些煎服中药的知识。

🐛 中药的煎法

中药无须水洗，直接放入煎药锅中。煎药容器以砂锅、搪瓷不锈钢器皿为宜，严禁用铁器。中药煎前应先用冷水浸泡 20 分钟左右。煎药用水量一般以浸过药面 1～3cm 为宜；大剂量和松泡易吸水的药物可适当增加用水量。先用旺火煎煮，待药煮开后改用文火；解表药、清热药、芳香类药不宜久煎，沸后煎 15～20 分钟；滋补药沸后改用文火慢煎 30 分钟。然后将药液滤出，再加冷水煮第二遍，仍旧先用急火煮开，再改用文火煮，煎煮时间同第一煎。将两次煮好的药液合在一起，如药量较大，可再用急火煎煮浓缩，使水分减少。每日服药量，1 岁以内 30mL，1～3

岁 60mL，4 ～ 7 岁 90mL，8 ～ 10 岁 120mL，11 岁以上 150mL。

此外，还有一些药物有特殊煎煮要求。先煎药一般是一些矿物药，如贝壳、角甲类，因其质地坚硬，有效成分不易煎出，一般要先煎，之后再与其他药物混合煎煮，常见的有生石膏、生龙骨、珍珠母、生赭石等。另外，有毒性的药物常先煎，因久煎可达到减毒或祛毒的目的。先煎药是在煮其他药物之前先煮沸 15 ～ 20 分钟，再加入其他药同煎。

后下药一般是指气味芳香、含挥发油或不宜长时间煎煮的药物，常见的有藿香、钩藤、大黄等。在一般药即将煎至预订量时，再投入后下药同煎 5 分钟即可。包煎药一般是指种子和花粉类药物，需用纱布袋装好后放入群药内共煎煮，常见的有车前子、旋覆花等。因车前子易粘锅糊化或焦化，所以需包煎。旋覆花包煎可避免绒毛脱落混入汤液中刺激咽喉。

溶化是用热药液将药物溶化后服用，常见的药物有玄明粉、芒硝。

烊化主要是一些胶类药物需用热药液烊化后服用，如果混煎会使药液黏性大，影响其他成分的浸出，同时胶类药物也有一定的损失，所以采用烊化服用的方法。常见的有生阿胶、鹿角胶、龟甲胶。

另煎兑入是指一些贵重药材要单独煎煮后，再将药液兑入到群药中服用，常见的有人参、西洋参、鹿茸等。

冲服药是指一些贵重的药物细粉不能与群药一起煎煮，多采用冲服的方法服用，即将药粉溶于药液中服。这样更有利于发挥药效，如羚羊角粉、琥珀粉等。

🦋 中药的服法

给患儿喂服中药是家长普遍感到头痛的事情。其实，只要按照小儿不同时期的生理特点，掌握恰当的喂服方法，给小儿喂中药并不难。

1 岁以下的小儿，胃容量较小，可将 1 日的药量分 5 ～ 6 次喂服。这时小儿的味觉反射尚未完全形成，可将中药汤液装在奶瓶里，让患儿吸吮。一般应先喂药，再喂奶。对于体质差的小儿，也可用鱼肝油滴管慢慢滴喂。新生儿的吸吮能力差，吞咽动作慢，喂服时要耐心、细致，并注意观察面色和呼吸，防止药物呛入气管。

1～3岁的小儿味觉非常灵敏，对苦味特别反感，往往食入即吐。在不影响药物疗效的情况下，可在药物内加入白糖、冰糖等调味品，以减轻苦味。喂服方法，一般采用被动给药法，即将病儿抱成半卧位，头部抬高，颈部垫上毛巾，固定手足，取塑料软管吸满中药，将管口放在病儿口腔黏膜与臼齿间慢慢挤滴；因体位的作用，药液会慢慢进入口内而咽下。如果小儿含在口中不肯吞下，可用拇指和食指捏小儿两颊，以促使其吞咽。喂服药液时，应注意小儿吞咽速度，若出现呛咳，要立即停服，并抱起小儿轻拍背部，以使药液咳出气管。

3岁以上的小儿思维已较成熟，大多数具有自己服药的能力。因此，对这类小儿主要是循循诱导，耐心解释，不要轻易打骂患儿，以免使其产生对抗情绪。要鼓励患儿吃药，并在服药后奖赏一些平时喜爱吃的食品，使小儿养成良好的服药习惯。若经耐心劝说无效，也可采用被动给药法。

应当指出的是，被动给药时不能捏鼻子硬灌或将药液与乳汁混在一起服用。因为捏鼻子灌药易使药物呛入气管，引起肺部感染，甚至窒息死亡。药物与乳汁混在一起，很易产生凝结现象，降低药物的疗效。此外，让妈妈替孩子吃药的"过奶"方法也不科学，因为从奶汁中分泌的药物成分非常少，达不到治疗的效果。

（1）药物的温度：药物的温度要适中，过热容易烫伤婴幼儿的咽喉、食道、胃黏膜等，过凉则会造成胃部不适，导致肠道功能紊乱，还会影响药效。

（2）喂药时间：喂药应在两餐之间，这样才能使药物充分吸收和发挥作用。餐前服药容易刺激胃黏膜，而餐后容易造成呕吐。一般情况下，服药后尽量休息一段时间，以利于药物吸收，也可避免因活动量大而引发呕吐，影响疗效。

（3）药物的储存：煎好的药液由于没有添加任何防腐剂，所以长时间久置会变质。原则上是当天煎当天服，但是每天都煎药时间不允许，我们可以一次煎 3 ～ 4 剂药，把药液保存在冰箱冷藏室内，以防变质。服用的时候盛出一碗，隔水加热后服用。

专家提醒：

　　服汤药时，一般可以和中成药同服。如需同时服用西药，最好错开一段时间服用。

NO.6

药食同源，应该给孩子这样吃

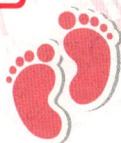

1 小儿腹泻时怎么喂养

小儿轻度腹泻时，仍可照常喂哺，但是饮食量要适当减少，并应该吃一些含有果胶的食物，如胡萝卜汤、苹果泥、焦米汤（大米 50g，炒黄后，煮成 500mL 的米汤）等，使肠道收敛吸附能力加强，并以母奶或稀释的脱脂配方奶补充营养。已经添加辅食的小儿可以喂稀的白粥、焦米粥、胡萝卜泥粥、无油的蛋花粥、鱼粥等。

中、重度腹泻的小儿，如能口服糖盐水，可以同时给予米汤、稀释的脱脂配方奶；大点儿的孩子可以少量喂食粥和苹果泥等。

对于呕吐明显的中、重度腹泻小儿，前面已经介绍过需要禁食 6～12 小时。禁食以后的喂养方法如下：

母乳喂养的小婴儿，禁食后先给予少量稀米汤或焦米汤，逐渐减少米汤的量，增加母乳量，最后恢复全母乳。如果平时已经添加辅食的，应暂时停止，待腹泻症状完全消失后再逐一添加，逐渐恢复原来饮食。

人工喂养的小儿，禁食后也是先给予少量稀米汤或焦米汤，以后将米汤和脱脂配方奶交替喂服，并逐渐减少米汤而增加脱脂乳。待腹泻症状消失后可逐渐用全脂配方奶，直到正常量为止，也可加酸奶。

专家提醒：

　　当大便性质转好，食欲有所改善时，也不要急于增加营养，添加各种食物，而是要逐步增加食量和食物品种，让消化道有一个恢复功能的过程。恢复期小儿的食物要烧熟煮透，如做蛋花粥时，先取米汤将调好的蛋液倒入米汤煮开、搅匀，再调入粥内。鱼、鸡、肉末等不要用油炒，应先用水煮酥，再加入粥内，以利于消化。易于发酵的糖类食物不宜多喂。

2 治疗小儿腹泻有哪些食疗方

　　5岁的子凡今天早起突然拉肚子，子凡妈觉得孩子可能是昨晚着凉了，不严重，不想给孩子吃药，可不用药又有点不放心，于是她打电话咨询她姐（儿科医生），想了解一下有没有食疗的方法。下面就介绍一下小儿腹泻的食疗方。

胡萝卜泥

　　将胡萝卜用清水洗净，去皮后切成块，将切好的胡萝卜置入电饭锅内蒸熟，然后用磨板磨成胡萝卜泥。每日3次，每次1～2勺。现代研究表明，胡萝卜中所含的挥发油能起到促进消化和杀菌的作用，可减轻腹泻和小儿胃肠负担，且胡萝卜中含有果胶、木质素、黄碱素等物质，能使大便成形并吸附肠道内的细菌和毒素。

小米汤

　　取小米250g，加2500mL水，微火煮2小时，取上层米汤，每日喂6次，每次30～100mL。

苹果泥

取新鲜苹果 1 个切开，用金属小勺轻轻刮取。苹果的纤维较细，对肠道刺激小，显碱性，含有果胶和鞣酸，有吸附和收敛作用，对腹泻治疗有益。

焦米汤

先将米粉炒至焦黄，加水和适量糖煮沸成稀糊状。米粉遇水加热即成糊精，易于消化，而且米在炒制时表面部分炭化，具有吸附、止泻作用。腹泻严重时可以选用。

山楂粥

将山楂 10 ～ 20g、大米 30g、白糖 5g 共煮成粥，分 3 次服下，可连服 3 ～ 5 天。也可用焦山楂（将山楂去核，炒成炭）研末，加适量白糖冲水服，每次 3g，每日 3 次。可治腹泻和由此而产生的腹痛，尤其是夏季饮凉积食造成的腹泻、腹痛。吞服焦山楂有温化止泻之功，服用方便，效果良好。

罂粟壳饮

取罂粟壳 10g，水煮，去渣，加冰糖或白糖适量，趁热服。此法可治各种腹泻和消化不良。

蛋黄膳

将鸡蛋煮熟，去壳和蛋白，将蛋黄放在锅内小火熬炼取油。1 岁以内婴儿每天 1 个蛋黄油，分 2 ～ 3 次服，3 天为 1 疗程。可治疗腹泻，并有补脾益胃止泻的作用。鸡蛋黄加少许面粉和姜丝所蒸出的鸡蛋饼也有同等功效。

栗糊膳

用 3 ～ 5 个栗子，去壳捣烂，加水煮成糊状，加糖调味后食用。每天 2 ～ 3 次。有温中止泻作用。

酸牛奶

酸牛奶 100 ～ 150mL，常温下让患儿喝下。切忌不要加热。腹泻的患儿，尤其是慢性腹泻的患儿，长时间用药，胃肠功能紊乱。酸奶可促进肠道乳酸杆菌生长，乳酸杆菌是肠道的正常菌群，能在肠道内分解糖类，产生乳酸，使肠道酸性增加，从而抑制肠道腐败菌群的生长繁殖，并预防蛋白质的异常发酵，达到止泻的目的。

专家提醒：

食疗的作用较弱，适合腹泻轻症。如腹泻加重，要及时带孩子去医院就诊。对于反复腹泻的孩子则需要长期坚持食疗才能起到作用。

3 痢疾的饮食治疗方法

痢疾不同于一般的腹泻，虽有大便次数增多和粪质变稀的症状，但更兼有里急后重、便下脓血、发热等症状，病情重于腹泻，所以其食疗方法也有独特之处。

常用的食疗方

（1）独头大蒜、黄连各等分，共为细末，米糊为丸。每服 3 ～ 6g，每日 3 次。

（2）酸石榴皮 30g，红糖 50g。先煎石榴皮取汁，调入红糖温服，每日 1 ～ 2 次，连服数天。

（3）紫皮大蒜 50g，糖浆适量。大蒜去皮，捣如泥状，浸入 100mL 温水中 2 小时，纱布过滤，加入适量糖浆，日服 15 ～ 40mL，分 3 次服。

（4）茶叶 10g，山楂 60g，生姜 3 片。水煎冲糖服用，每日 1 剂，分 2 ～ 3 次服完。用于痢疾及细菌性食物中毒。

（5）青茶叶 15 ～ 20g，泡茶饮用。病重者可加糯米 30 粒，盐少许，一起用锅炒至焦黄，加水煎熬，使味苦咸，可将汁水一起服下。轻者服 2 次，重者服 2 ～ 4 次。

（6）茶叶 15g，马齿苋 50g，红糖 30g。水煎代茶饮，连服 3 ～ 8 日。

（7）绿茶 5g，生姜 10g，乌梅肉 30g。乌梅剪碎，生姜切细，与绿茶共放保温杯中，以沸水冲泡，加盖浸半小时，再加红糖适量。趁热服，每日 3 次。对阿米巴痢疾也有疗效。

（8）绿茶、金银花各 10g，玫瑰花、陈皮各 6g，茉莉花、甘草各 3g。沸水浸泡，加盖密封 10 ～ 20 分钟后可饮。分 3 ～ 5 次频饮之。小儿用量酌减。

（9）茶叶 9g，白葡萄汁 60mL，生姜汁 10mL，蜂蜜 30g。茶叶水煎 1 小时取汁 100mL，与其他各汁混合，1 次服完。

（10）绿茶 100g，白酒 25mL。绿茶加水 700mL，煮沸 20 分钟去渣，浓缩至 75mL，待冷却后加入白酒。每 4 ～ 6 小时服 1 次，每次 2mL，治愈为度。

（11）酸石榴 2 个，蜂蜜 30g。石榴捣烂取汁，与蜂蜜调匀，温开水冲服。每日 2 次，连服数日。

（12）生萝卜、米醋、白糖各适量。削去萝卜表皮，用凉开水冲洗后切成薄片，加入米醋和白糖，拌匀食用。每日 2 次。

🦋 饮食宜忌

（1）急性期：腹痛、呕吐明显，应采用清淡流质饮食。可给浓米汤、5% ～ 10% 的炒面粉糊及藕粉、淡果汁、菜汁、淡茶水等。禁食牛奶、豆浆或浓甜饮料。

（2）好转期：呕吐止，便次减少，可进食富于营养的流食或低脂无渣半流质饮食，如牛奶、豆浆、蛋羹、蛋汤、去油脂的肝泥汤或肉泥汤等。每日进餐 4 ～ 5 次，饮用酸奶，于病更益。

（3）恢复期：排便已基本正常，宜进食容易消化的半流质饮食或软

NO.6
药食同源，应该给孩子这样吃

饭，烹调仍以碎、细、软、烂易消化为好。多食紫皮大蒜，可吃生苹果泥，但应限制其他水果。避免过早进食生冷、坚硬、油腻、油炸及辛辣刺激性食物。禁食含粗纤维素多的和容易产生肠胀气的食物，如芹菜、韭菜、黄豆芽、粗粮，番薯、马铃薯、萝卜等。

专家提醒：

痢疾饮食应注意食用容易消化、富含营养、水分充足、无刺激的食物，并少食多餐。

4 小儿腹泻的饮食禁忌

小福这两天拉肚子了，还有些呕吐，偶尔肚子疼。孩子精神头倒是不减，仍旧蹦蹦跳跳的，可食欲比平时差了很多。小福奶奶变着花样给他做吃的，可小福就是不肯吃，硬吃下去，有时还会吐出来。那么，小儿腹泻时饮食上应注意些什么问题呢？应该忌吃什么？

忌含有长纤维素的水果和蔬菜

水果如菠萝、柚子、柠檬、广柑、西瓜、橘子、梨等；蔬菜如青菜、菠菜、白菜、毛笋、竹笋、洋葱、茭白、辣椒等。腹泻时忌食含长纤维素的水果与蔬菜的原因是由于纤维质、半纤维质均有促进肠道蠕动的作用，可加重腹泻。

忌导致胀气食物

腹泻时肠蠕动增强，肠内常胀气，使腹泻加剧，故导致胀气的食物必须禁食。牛奶食用后在肠道内会导致胀气，故不宜食，但酸牛奶因其含有乳酸菌能抑制肠内有害细菌，可以食用。豆类食物及豆制品，如黄豆、赤豆、绿豆、蚕豆、青豆、黑豆，及豆腐、百叶、粉丝、豆浆、豆芽等，这类食品因其含有粗纤维及丰富的蛋白质，能引起肠道蠕动增强而致胀气，可加剧腹泻。

忌糖

患腹泻时，常有人提议吃些糖粥，或喝些糖水，以补充丢失的液体。事实上这个办法不可取，糖在肠内常会发酵而加重胀气，故在腹泻时，若有胀气应不吃糖或少吃糖。小孩吃完药后也应尽量吃些别的东西，不要用糖来矫正苦味。

少食蛋白质

腹泻的患者矢气（放屁）往往很臭，这主要是肠内的蛋白质异常发酵引起的。肠道的腐败作用很强，此时应尽量减少蛋白质的摄入，如鸡蛋、鸭蛋、鹅蛋及奶类食物等。

忌脂类食物

如肥肉、猪油、牛油、羊油、奶油、动物内脏等，这类食物含有大量的脂肪，可加剧腹泻，导致滑肠、久泻。此外，腹泻患者即使用植物油烧菜，也应注意油量不宜太大，因为植物油量大时也可致泻。

忌不易消化物

中医认为，腹泻常与饮食不节有关，不易消化物常可导致伤食。俗话说"吃得不消化了"，就是指吃了难以消化的食物。这类食物的范围很广，除上述食品外，还有许多零食，如蜜饯、松子、杏仁、葵花籽、西瓜籽等。

忌广谱抗生素

许多人对腹泻的病因不甚了解，一见腹泻就应用抗生素，如四环素类、氯霉素、合霉素、卡那霉素等。可是，用这些药物后腹泻不但没好，有时反而会加重，这是由于化学刺激和广谱抗生素会引起体内菌群失调而致二重感染。广谱抗生素的应用会使敏感菌受到抑制，耐药菌得势趁机繁殖，使腹泻加剧。此外，由于广谱抗生素进入肠道，使肠道很多细菌受到抑制，有些细菌具有合成维生素 B 族和维生素 K 的能力，菌群失调后就会发生维生素 B 族缺乏而出现恶心、呕吐、腹泻等胃肠道症状。

临床治疗腹泻常用的乳酶生是一种活的乳酸杆菌的干制剂，其进入肠道后能分解糖类生成乳酸，使肠内酸度增高，从而抑制肠内病原体的繁殖，防止蛋白质发酵，减少肠内产生气体，进而减轻腹泻、腹胀、饱闷等症状。然而抗菌消炎药能抑制或杀灭乳酸杆菌，使乳酶生失去药效，故在使用乳酶生时，慎用抗菌消炎药。此外，碱性药物如苏打等，收敛药如活性炭、鞣酸蛋白等，也会降低乳酶生的药效，都不宜同时服用。

专家提醒：

孩子出现腹泻后，食欲不好，家长不要强迫患儿进食，否则会加重孩子的胃肠负担，甚至出现呕吐、腹痛。其实，孩子少吃一两餐并无大碍，不会影响疾病的恢复。

5 小儿腹泻时的喂养原则

萧华是一个 5 个月大孩子的母亲，她说宝宝生下来没几天就开始腹泻，大便稀薄，呈黄色或黄绿色，每天少则 2～3 次，多则 4～5 次，持续长达 5 个月。孩子虽然腹泻这么长时间，但一直吃得蛮好，也不见消瘦。医生说是小儿生理性腹泻，但萧华认为虽然是生理性的但是对于怎样护理还是有疑问。那么，怎么样处理这种情况呢？

一是给患儿多于正常摄入量的液体，多饮水或其他流质食物如粥、汤等。如果婴儿是母乳喂养，要继续喂养，但要增加次数（至少每 3 小时要喂 1 次）；如果婴儿是人工喂养，则要在奶中加比平时多 1 倍的水，且至少 3 小时喂 1 次。

二是继续喂养患儿。4～6 个月的婴儿应供给高营养和相对高热量的食物，可以是麦片、豆类的混合物或是麦片和肉或鱼的混合食物，亦可加食用油，以保证它们含有充足的热能；也可供给奶制品、蛋类；还可以给予新鲜果汁、香蕉，因为这些水果含有丰富的钾。特别要注意不能给患儿高糖食物，因为它可以加重腹泻；也不要给高纤维素或不易消化的食物。若给予稀汤，尽管含有充足的水，但没有足够的营养，也不利于小儿康复。

专家提醒：

对于这种情况家长要及时带孩子到医院检查是生理的还是病理性的，不要随便用药，以免损伤孩子的胃肠道。

6 小儿腹泻时需要禁食吗

蒋丽是一位年轻妈妈，宝宝刚刚 1 岁。这几天宝宝突然肚子疼，还拉肚子。奶奶说孩子拉肚子的时候不能吃饭，只要多喝水就好。蒋丽想宝宝正处在快速生长发育期，本来需要的营养就多，现在还拉肚子，再禁食怕孩子营养跟不上。那么，宝宝拉肚子的时候该不该禁食呢？

腹泻时婴幼儿的饮食会减少，排出增加，肠道吸收障碍，而婴幼儿营养的需要相对较高，如营养补充不足，限制饮食太严，禁食时间长很容易引起营养不良，出现代谢紊乱，以致病情迁延。奶类制品是最适合宝宝消化的食品。腹泻婴儿以母乳喂养者应继续喂母乳，没有母乳者可以用牛奶代替，一般就可以保证宝宝的营养需要。

一定不要给小儿禁食，这样会导致脱水和逐渐消瘦，发生营养不良而影响体重增长。

遵循少量多餐原则。6个月以内喂母乳的小儿继续母乳喂养，但应注意增加哺乳次数，且喂母乳的妈妈应该少食脂类食物。喂牛奶或奶粉的小儿，应在所喂的奶中加平时2倍的温开水。已经添加辅食的小儿可给稀粥、烂面条、鱼肉末、少量蔬菜、新鲜水果汁、香蕉泥，并可适当在食物中加少许盐。

专家提醒：

不论何种病因引起的腹泻，千万不要禁食。婴儿的消化功能虽然降低了，但仍可消化吸收部分营养，因此只要婴儿想吃就可以喂，同时应该预防脱水。

7 婴儿腹泻时需要吃脱脂奶吗

6个月的靖宇因为吹空调开始拉肚子，妈妈听同事说婴儿拉肚子的时候吃脱脂奶粉最好了。脱脂奶粉是否真的适合拉肚子的宝宝呢？

婴儿腹泻营养治疗原则是饮食上进行调整，停止进食高脂肪和难以消化的食物，以减轻胃肠负担，逐渐恢复消化功能。所以婴儿腹泻喝脱脂奶，可让婴儿既补充优质蛋白质，又能防止脂肪摄入过多而产生滑肠。既有利于补充营养，又易为婴儿肠道消化吸收。

那么，在家如何备制脱脂奶呢？母乳喂养的方式很简单，就是缩短每次喂奶的时间，让孩子吃前1/2～2/3的乳汁。因为母乳的前半部分主要含蛋白质之类的物质；母乳的后半部分主要含脂肪之类的物质，不易消化，所以可以把这部分乳汁挤出来倒掉。

若是人工喂养，可将冲调好的婴儿奶粉置于冰箱内 6 小时，剔除上部凝结的脂肪层，将余下的奶煮沸，再剔除浮膜 2 ～ 3 次，就可达到半脱脂的目的。对腹泻次数多的婴儿，也可用开水稀释后再喂。

专家提醒：

腹泻患儿的胃肠功能比平时要弱一些，腹泻期间家长最好给孩子补充一些利于吸收的食物。

8 小儿腹泻家庭喂养要注意补充水分和电解质

王宇的孩子现在 5 个月了，从 4 个月开始就闹肚子。王宇说不知是米糊吃多了还是吃了隔夜的蛋黄，就开始拉深绿色的水样便，还有很多泡泡，断断续续 1 个月。孩子现在每天便 2 ～ 3 次，便色深绿，呈稀糊状，还有很多白色的小颗粒在里面。孩子一点辅食都不能加，这种情况除了服用药物以外，平时护理该注意哪些呢？

宝宝体内水分和电解质大量丢失，如不及时补充，易造成脱水、休克，甚至导致循环衰竭，出现危险。因此，家长应及时给患儿喂食多种电解质及口服葡萄糖补液盐。

下面介绍两种简单配制方法：①米汤 500mL，加食盐 1.75g。②白开水 500mL，加蔗糖或葡萄糖 10g，加盐 1.75g。

当宝宝出现腹泻但尿量正常，且无口干等脱水症状时，给孩子喂自制糖盐液应与大便量相等；不能确定大便量时，可按照 20 ～ 40mL/kg 体重计算，4 小时内服完，以后随时口服。给 2 岁以下宝宝喂糖盐水，可每

1～2分钟喂1小勺（约5mL），大一点儿的孩子可以用杯子直接喝。如果患儿有呕吐症状，可暂停一下，隔10分钟再慢慢喂服，每2～3分钟喂1勺。一旦腹泻停止，必须马上停服。

专家提醒：

在小儿腹泻时要密切注意孩子的水分和电解质情况，以免引起脱水、休克，造成严重后果。

9 中医辨证治疗腹泻的食疗方有哪些

3岁的果果很爱吃冰激凌，前天吃完冰激凌就开始拉肚子，还伴有发热。妈妈说果果平时容易打嗝，不好吃饭，这次拉肚子好了以后想要给孩子调理一下，看看哪些食物可以在平时吃？

腹泻有伤食型、风寒型、湿热型和脾虚型。只有根据不同症状选择食疗方，才能收到预期效果。

伤食型腹泻

症状：腹胀，腹痛，腹泻前哭闹不安，大便酸臭且有不消化的奶块，食欲减退，伴有口臭。此型多见于腹泻伴有消化不良的宝宝。

苹果汤：取苹果1个，洗净，连皮切碎，加250mL水，加食盐少许，煎汤代茶饮。若宝宝超过1岁，可以吃苹果泥。

焦山楂麦芽饮：山楂30g，炒麦芽30g，红糖15g。先用小火将山楂及麦芽炒至略焦，离火，加少许酒搅拌，再置火炉上炒至干，然后加200mL水，煎煮15分钟，去渣后加入红糖再熬至沸，待温后分次服用。

风寒型腹泻

症状：大便稀薄，多泡沫，色淡，臭味少，肠鸣腹痛，或伴发热。此型多见于腹泻早期。

姜茶饮：取生姜 10g、茶叶 3g，加水煮沸后加少许红糖，代茶饮。

糯米苍白术粥：糯米 30g，白术 12g，苍术 6g。先将糯米略炒一下。白术及苍术加水煮 15 分钟，去渣取汁，加入糯米煮粥食用。

湿热型腹泻

症状：大便呈蛋花汤样，伴有少许黏液，发热，舌苔厚腻。腹泻以此型最多见。

乌梅葛根汤：取乌梅 10 个、葛根 10g，加 250mL 水，大火煮沸后改小火煮 20 分钟，去渣加红糖少许，分次饮用。

陈皮红枣汤：铁锅内放 12 枚干红枣，炒至微焦；取洗净的陈皮 10g，加入红枣和水，煎煮 15 分钟，代茶饮。

脾虚型腹泻

症状：久泻不愈，面色萎黄，食欲减退，大便稀薄伴不消化食物。多见于腹泻后期的宝宝。

胡萝卜汤：取新鲜胡萝卜 250g，洗净，连皮切成小块，放入锅中加水煮熟，喝汤，吃胡萝卜。

扁豆薏苡仁山药粥：扁豆 50g，山药 60g，薏苡仁 30g，粳米 50g。将扁豆炒熟，与薏苡仁、山药、粳米、少许盐同煮成粥食用。

菱粉粥：取粳米 50g，加水煨粥，待粳米熟时，调入菱粉 30g 和少许红糖，煮熟即可食用。

慢性腹泻、久泻

①莲子薏米粥：空心莲子 15g，薏米 15g，芡实 15g，粳米 20g。将原料一并淘洗净，浸泡 1 小时后熬粥即可。

功效：健脾，利水，止泻。

适应证：本粥适用于宝贝大便偏稀、小便较少、食欲不振时食用。

②糯米固肠粥：糯米 30g，山药 15g，胡椒粉、食盐各少许。先将糯米在锅中微火炒黄，然后和山药共煮成粥，粥熟后加胡椒粉和食盐少许即可。

功效：温里固肠。

适应证：用于缓解宝贝腹部受寒、泻下清稀、不思饮食的症状。

③山楂苍术粥：生山楂 10g，炒苍术 10g，粳米 30g，白糖少许。将前两味中药煎汤去渣，汤再用来煮粳米粥，粥成加白糖即可。

功效：燥湿运脾，化食止泻。

适应证：对食积生湿，伴有恶心、腹泻、微有浮肿症状的宝贝最为适宜。

④莲藕粥：莲藕 250g，粳米 100g，白糖 60g。先将莲藕刮净，切成薄片，再将粳米淘洗好，两者同下锅，用水煮成粥，将熟时调入白糖，煮熟即成。

功效：清热生津，凉血止血。

适应证：藕性凉，味甘微涩，有较好的收涩止血作用，可用于治疗小儿脾虚久泄、便中带血。

⑤栗子粥：栗子 5 个，海带清汤 1/2 杯。将栗子煮熟后去皮，捣碎。海带清汤煮沸后加栗子同煮即成。

功效：健脾助运，益肾止泻。

适应证：栗子可增强肠胃功能，有助于消化。小儿腹泻时食用栗子，效果较好。

⑥怀山药粥：大米 50g，怀山药细粉 20g。大米洗净，浸泡 30 分钟备用。锅内加入适量清水，烧开，加入大米烧开，再加入怀山药细粉，一起煮成粥即可。

功效：健脾止泻，助消化。

适应证：怀山药粥有健脾的功效，适用于小儿慢性腹泻者食用。山药含有淀粉酶、多酚氧化酶等物质，有利于脾胃消化吸收功能。

⑦莲子焦饭：莲子（去心）50g，焦饭（锅巴）适量，白糖少许。锅内加水，放入莲子、锅巴，同煮至稀粥状，加适量白糖调味，即可食用。

功效：温脾肾，止泻痢。

适应证：莲子甘涩，可补脾止泻。《本草纲目》载：莲子"除寒湿，止脾泻久痢"。莲子，主要含有淀粉、蛋白质、脂肪及钙、磷、铁等；焦饭有"运脾消食，止泄泻"的功用。主治小儿脾虚泄泻、久痢、面色萎黄、手足不温、完谷不化等症。疳积患儿也可选食此粥。

⑧白扁豆瘦肉汤：白扁豆50g，猪瘦肉100g，盐适量。猪瘦肉洗净，用开水稍烫去血腥味，切成细末，然后放入锅内，加水适量，再加入白扁豆，用文火炖1小时，调味后即可食用。

功效：健脾止泻。

适应证：白扁豆性微温，味甘，具有健脾化湿之功，且含有蛋白质、脂肪、氨基酸、维生素A、维生素B_1、维生素B_5、维生素C及生物碱、糖、钙、磷、铁等成分。此汤用于小儿脾虚泄泻、消化不良、暑湿泻下等症。

专家提醒：

小孩子常根据自己的喜好挑食，容易引起一系列的胃肠道反应。建议家长可以学习几个容易引起孩子兴趣的食物来调理孩子的身体。

10 小儿腹泻的偏方

3岁的琳琳最近随妈妈外出旅游，刚到家就得了腹泻。妈妈想起当地人治疗腹泻的小偏方，就给琳琳试用了一下，似乎有点儿效果。下面就介绍几种防治腹泻的食疗方法：

1.山药枣泥（中医验方）

主治：小儿腹泻。

配方：大枣 3～5 枚，山药 10g。

用法：大枣煮烂去皮核，加入煮熟的山药，搅成泥状，顿服。每日 1～2 剂，常食之。

2.柿饼栗子糊（民间方）

主治：婴幼儿腹泻。

配方：栗子肉 15g，柿饼半个。

用法：上两味共磨成糊状，煮熟。每日 1 剂，分 2 次食用。

3.扁豆菜（中医验方）

主治：婴幼儿腹泻。

配方：茶叶 9g，白扁豆 9g，白糖 50g。

用法：上三味加水 500mL 煮沸。温饮，每日 1 剂，连服 3 日。

4.糯米麦粥（《家庭食疗手册》）

主治：小儿脾虚腹泻。

配方：糯米 500g，小麦 600g，白糖或红糖适量。

用法：上两味同煮粥，每服 1 小碗，每日 2 次。

5.黍米粥（《食医心鉴》）

主治：小儿脾虚腹泻。

配方：黍米 60～90g，羊脂、腊各 20g。

用法：煮黍米成粥后，入羊脂、腊，再煮沸 2 次至熟。空腹服。

6.煮藕粉（民间方）

主治：婴儿腹泻。

配方：藕粉 30g。

用法：藕粉加水 120mL，煮至 100mL，每日分 3 次服食。

7. 萝卜蔗糖（民间方）

主治：小儿腹泻。

配方：白萝卜 2 根，蔗糖 1 份。

用法：共捣糊，滤渣取汁。每日 3 次，每次 5～10mL，连服 2～3 次即可。

8. 莱菔内金山药粥（《药膳治百病》）

主治：小儿食积腹泻。

配方：莱菔子 9g，鸡内金 6g，山药、白糖各适量。

用法：将山药研成粉末，与莱菔子、鸡内金同煎，取汁煮粥，调入白糖服食。1 周岁以内小儿日服 10g，分 2～3 次服食；1 周岁以上小儿酌情加量，连服 3～5 日。

9. 胡萝卜山楂煎（民间方）

主治：小儿伤食腹泻。

配方：鲜胡萝卜 2 根，炒山楂 15g，红糖适量。

用法：水煎服。每日 1 剂，分次服用，连服 2～3 日。

10. 山楂石榴饮（民间方）

主治：小儿久泻。

配方：生山楂 9g，石榴 50g，白糖适量。

用法：将前两味焙焦黄，共研细末，分 2 次用白糖水冲服。每日 1 次，连服数日。

11. 大蒜单方（《民间便验方荟萃》）

主治：急性泄泻。

配方：大蒜 1 头。

用法：煨熟吃下。

12. 刺梨单方（《民间便验方荟萃》）

主治：小儿秋季腹泻。

配方：鲜刺梨 3kg。

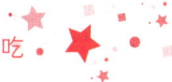

用法：取鲜刺梨加水 3000mL，文火煎至 1500mL，并按 0.2‰ 比例加尼泊金防腐。1 岁以上儿童每次服 20mL，每日 3 次，空腹温开水送下。

13. 冬瓜单方（《民间便验方荟萃》）

主治：小儿腹泻，口渴。

配方：鲜冬瓜适量。

用法：榨汁饮服。

14. 胡萝卜方（《民间便验方荟萃》）

主治：小儿消化不良，腹泻。

配方：胡萝卜 250g，食盐 3g。

用法：将胡萝卜加盐煮烂，去渣取汁。每日 3 次服完，连服 2 日。

15. 二芽山楂糖汁（民间方）

主治：小儿腹泻。

配方：麦芽 10g，谷芽 10g，焦山楂 10g，白糖 30g。

用法：前三味加水适量煎 15 分钟，取汁加糖即成。每日 1 剂，连服 3～5 日。

16. 薏翁方（中医验方）

主治：小儿腹泻。

配方：生薏米 30g，白头翁 15g，高粱米、白糖各适量。

用法：高粱米放锅中爆花，取 6g 与薏米、白头翁同煎水，加白糖调服。每日 1 剂，连服数日。

17. 芡实山药糊（中医验方）

主治：小儿腹泻。

配方：芡实 500g，山药 500g，糯米粉 500g，白糖 500g。

用法：芡实、山药晒干后碾为细粉，与糯米粉、白糖和匀。用时取适量加冷水调成稀糊状，然后加热烧熟即成芡实山药糊。每日早晚温热空腹食用，连用 7～10 日。

18. 高粱大枣粉（民间方）

主治：小儿腹泻，消化不良。

配方：红高粱 50g，大枣 10 枚。

用法：大枣去核炒焦，高粱炒黄，共研细末。2 岁小儿每次服 10g；3 ～ 5 岁小儿，每次服 15g，每日 2 次。

按：高粱苗含有氰苷，有毒，加热后方能破坏，因此不可生嚼。

19. 小米山药糊（中医验方）

主治：小儿脾虚泄泻，消化不良。

配方：小米 250g，怀山药 50g。

用法：小米与怀山药共研细末，加水煮糊，加适量白糖服食。

20. 蜜汁黄瓜（《海上名方》）

主治：小儿腹泻，发热。

配方：嫩黄瓜 10 根，蜂蜜适量。

用法：黄瓜切片，加入蜂蜜拌食。

21. 白果仁鸡蛋（中医验方）

主治：小儿泄泻。

配方：干白果仁 2 枚，1 个鸡蛋。

用法：干白果仁研末，装入鸡蛋内，将鸡蛋放在烤架上微火烤熟，顿服。

22. 软热香蕉（民间方）

主治：小儿腹泻。

配方：香蕉适量。

用法：将香蕉放火炉上烘软，趁热让小儿吃下。每次 1 ～ 2 只，每日 3 次，连服 2 ～ 3 日。

23. 黄瓜 5 根，洗净去瓤，切成条，加少许水煮沸，去掉多余的水，趁热加入蜂蜜 100g，调匀至沸即成。日服 2 ～ 3 次，适量服。治疗小儿夏季发热、泄泻。

24. 在高粱吐穗时，剪取其刚生长出来的嫩乌霉（未黑的）2～5个，用水洗净食用。治疗小儿腹泻。

25. 将白果仁（银杏）晒干，研末。将鸡蛋上端用小钉打一个小孔，再将白果粉装入鸡蛋内。再将鸡蛋置于烧架上微火烘烤至熟，去皮食用。治小儿消化不良性腹泻。

26. 将苹果去皮切片，放碗内加盖，蒸熟捣烂如泥。每日2～3次，可常吃。治小儿消化不良、腹泻、口渴、不思饮食等症。

27. 山药100g，莲子100g，麦芽50g，茯苓50g，大米500g。共磨成细粉，加水煮成糊状，加白糖100g调服，日服3次。益脾祛湿，和胃止泻。治疗小儿胃肠功能紊乱、腹泻。

28. 砂仁3g，研成末。猪腰子1个洗净，切薄片，与砂仁末拌匀，加油、盐等调料，放入蒸锅蒸熟服下。益气调中，安肾补脾。治小儿脾虚久泻、消化不良等症。

29. 粳米或小米50g，煮粥至100mL，每日3次，每次服30mL。适于半岁以内的小儿腹泻。

30. 干莲子20g，研成粉末，加米汤200mL，煮至150mL，加少许白糖。每日3次，每次50mL。适于半岁以内小儿腹泻。

31. 藕粉30g，加水120mL，煮至100mL。每日3次，每次30mL。

32. 大蒜治肠炎腹泻

将蒜剥皮洗净，用刀削去蒜瓣的头尾和膜皮。拉肚子时，先温水坐浴，再将削好的蒜送入直肠里，越深效果越好。一般情况下，放入蒜后腹泻即止，五六个小时后排便即成条形。每次放一两瓣，连放两三天，大便可正常。采用此法时应注意消毒双手。

33. 核桃叶治腹泻有效

核桃叶一把（250g左右）放盆中，倒入大半盆开水，盖上闷10多分钟，待温度适宜时，先洗脚和小腿（膝关节下部），然后把双脚放入盆中，直到水不热为止，最好用铝盆放在火上烧热后再洗第2次。每日洗2

次，每日换新叶，洗到病愈为止。

34. 热水浴治疗腹泻

腹泻患儿，如果服用抗生素、止泻药等久治不愈，可在热水中浸泡半小时左右，除头部外，身体全部浸泡在热水中，水温越高效果越好，但以能耐受为宜。一般一次热水浴后，腹泻就可停止或明显减轻。

35. 取枣树皮 100～150g，洗净，加适量清水煎 30 分钟，得 200～300mL 汤液，1 次服下，连服 2～3 次即痊愈。此法对各种腹泻、黏液便、脓血便都有效，且无副作用。

36. 茶叶大蒜可治腹泻

用大蒜 1 头切片，1 汤匙茶叶，加水 1 大碗，水开后再煮 1～2 分钟，温时服下，连服 2～3 次即可使腹泻痊愈。

37. 鸡蛋黄烤油治婴儿腹泻

把 10 个熟鸡蛋黄放砂锅中用慢火烤，随时用勺将油盛出，烤出的油分 3 天服完，每天早、中、晚 3 次或更多，饭前饭后均可。轻者 1 剂即愈；如不愈可再服 1 剂，但用 7 个鸡蛋黄就可以。

38. 酸石榴可治痢疾肠炎

1 个酸石榴，捣烂成泥，倒入温开水中，再用干净纱布滤取石榴水，加入少许白糖，连服 2 次即可。

39. 茶叶炒焦可治疗腹痛腹泻

将茶叶（不论何种茶叶）用铁锅在火上炒焦后，沏成浓茶，稍温时服下，腹痛腹泻即可缓解。

40. 口服硫酸庆大霉素注射液止吐泻

口服 2 支硫酸庆大霉素注射液（每支 1mL），吐泻即止。若腹泻症状较轻，服用 1 支即可。

41. 臭椿树根烧炭治腹泻

臭椿树根烧成炭，研成末，每天早上取少量放在粥中服用，可治肠黏膜脱落引起的腹泻，一般连服几日即可见效。

42. 白酒白糖治腹泻

白糖 2 ～ 3 勺（约 30g），放瓷碗中，倒入二锅头酒，没过白糖少许即可。用火点燃白酒，并用不锈钢勺不断搅拌，至白酒全部蒸发，稍凉后吃下熔化的白糖。每日食 2 ～ 3 次。注意不要用劣质白酒或酒精代替。

43. 马齿苋汤治婴儿腹泻

用鲜马齿苋 100g，洗净煎汤，加 2 小勺红糖，倒进奶瓶内喂食婴儿。每日 1 次，3 日后可见效，1 周内即可痊愈。

44. 熟苹果治腹泻

苹果 1 个，中等大小，洗净去皮、去核，切成 6 块，放碗内蒸熟，趁热食用，早晚各食 1 个，2 ～ 3 天即能治愈。

45. 止泻良方

白胡椒 4 ～ 5 粒、金橘干 2 个，放碗中，倒少许高度白酒，将酒点燃，待酒精燃烧完，趁热将其服下，所剩液体喝下，止泻有奇效。

46. 薯蓣茶治慢性腹泻

山药 200g，芡实 200g，扁豆 100g。三味捣碎和匀，每日 30g，代茶饮，对慢性腹泻很有效。

47. 白术厚朴肉豆蔻茶

主治：慢性腹泻属于寒湿困脾者。

配方：白术 200g，厚朴 200g，肉豆蔻 150g。

用法：先将白术炒至微黄，后合入他药共捣碎和匀，每日 20g，代茶饮。

48. 白术芍药茶

主治：慢性腹泻属于肝脾不和者。

配方：白术 150g，芍药 100g。

用法：将二药共捣碎和匀，每日 20g，代茶饮。

49. 炒山楂片治慢性结肠炎

用山楂片 75g 切碎放在锅里炒至发黏、冒烟，把锅移开火，倒入白酒 75g，再倒入药锅里（砂锅），加多半碗水，微火煮至山楂片全化（约 10 分钟），再放入红糖 75g 搅化。每天早晚空腹各服 1 剂，连服 5 天，共 10 剂。

50. 红尖椒籽治肠炎

每日早、中、晚各服红尖椒籽 10 ～ 20 粒，对治疗急性和慢性肠炎效果显著，一般 1 ～ 2 天即愈。

51. 马齿苋团子治湿热痢疾

取鲜马齿苋 100g、大蒜 1 ～ 2 头、摊鸡蛋 2 个做馅，以小米面或玉米面加白面包成团子，上锅蒸熟食用，2 ～ 3 天病即可好转。

52. 大蒜治痢疾肠炎效果好

当孩子患了痢疾、肠炎，可用紫皮蒜 3 ～ 4 瓣捣成蒜泥，敷在肚脐上，外覆纱布，胶布固定，1 ～ 2 天就可见效。每人体质不同，须掌握用量，皮肤过敏者，要垫一块净布。

53. 臭榕树皮煮鸡蛋治痢疾

剥取臭椿树皮 250 ～ 300g，刮掉外面的黑皮，与 1 个鸡蛋同煮，煮熟后早晨空腹食蛋，每日 1 次。注意一定要选用鲜树皮，若用新鲜椿树根则效果更佳。

54. 蜂蜜红枣绿茶治慢性痢疾

先将红枣煮沸 15 分钟，放入绿茶后再稍煮片刻，取汁冲蜂蜜服用，每天服 2 次。

55. 孩儿茶

将孩儿茶研细，口服。1 岁左右小儿，每次服 0.15g；2 岁以上，每次服 0.2g。每日 3 次。有清热、消食的功效。

56. 乳茶

云南绿茶 1g。将绿茶研细末，分 3 次用乳汁调服，连服 3 ～ 5 天。功能清热、消食、止泻。

57. 儿科醋茶

绿茶 1 杯（约 300mL），醋 20mL。二者混合，每次服 20mL，每日 3 次。功效和胃止泻。

58. 陈皮茶

茶叶 5g，陈皮 15g。以上两味用冷开水一碗浸泡一昼夜，煎至半碗。1 岁以下，每次服 20mL；1 ～ 2 岁，每次服 30mL；3 ～ 4 岁，每次服 50mL。每日 3 次。

59. 车前苡仁茶

炒车前子、炒薏苡仁各 9g，红茶 1g，白糖或葡萄糖少许。

用法一：前三味共研细末，以白开水调服。

用法二：前三味加水一碗，煎至半碗，去渣滤汁，加入少许葡萄糖或白糖调味即可。

专家提醒：

小小偏方有大用，既简单又方便，还可以引起孩子吃饭的兴趣。

NO.7

预防、养护与康复

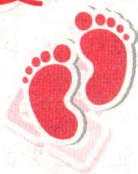

1 家长如何做才能预防腹泻

丹丹今年 6 岁了，平时特别喜欢吃水果。今天妈妈买了不少苹果，妈妈叮嘱丹丹吃苹果之前要洗手，苹果也要洗干净，但是丹丹趁妈妈不注意就多吃了几个。到了晚上，丹丹开始肚子疼，大便之后腹痛减轻，但是之后又便了几次。那么，家长该怎么做才可以预防腹泻的发生呢？

（1）提倡母乳喂养；避免在夏季断乳或改变饮食种类；适时适量添加辅食，合理喂养；乳食勿过饱，勿进难消化食物。

（2）讲究饮食卫生，饭前便后要洗手，食具要消毒。

（3）注意气候变化，及时添减衣被，避免受暑或着凉。

（4）做好腹泻患者的隔离治疗及粪便消毒。

（5）避免长期滥用抗生素，防止菌群失调导致的肠炎。

（6）病室空气新鲜流通，温度要适宜。

（7）对感染性腹泻患儿要注意消毒隔离。

（8）控制饮食，适当减少乳食；频繁呕吐者应禁食 8～12 小时，随病情好转，逐渐恢复少量易消化的食物；初愈后应注意调摄饮食。

此外，家长还要了解以下方面的常识，使宝宝远离腹泻。

（1）注意饮食卫生：加强卫生宣教，对水源和食品卫生严格管理。食品应新鲜、清洁，凡变质的食物均不可喂养小儿，食具也必须注意消毒。

（2）提倡母乳喂养：母乳是 6 个月以内婴儿最适宜的食物，应大力提倡婴儿按需喂养。人乳中含有 IgA，可中和大肠杆菌肠毒素，有预防感染大肠埃希菌的作用。

（3）按时添加辅食：小儿在添加辅助食物时必须注意从少到多，逐渐增加，使婴儿有个适应过程；从稀到稠，先喝米汤，渐渐过渡到稀饭、软饭；从细到粗，如加水果时，开始喂果汁，然后吃果泥。5 个月试加鸡蛋黄、鱼泥、嫩豆腐；7 个月以后可添加富有营养、适合其消化吸收的食物，如鱼、肉末、青菜、饼干等，为断奶做些必要的准备，但应避免在夏天断奶。

（4）逐渐添加食物：最好先习惯一种食物后再加另一种食物，不要同时添加几种。如遇小儿生病，应暂时不加食物。食欲不振时，不宜强制进食。

（5）增强体质：平时应加强户外活动，提高对自然环境的适应能力。注意小儿体格锻炼，增强体质，提高机体抵抗力，避免感染。

（6）避免不良刺激：小儿日常生活中应防止过度疲劳、惊吓或精神过度紧张。

（7）加强体弱婴幼儿的护理：营养不良、佝偻病及病后体弱小儿应加强护理，注意饮食卫生，避免各种感染。对轻型腹泻应及时治疗，以免拖延加重腹泻。

专家提醒：

家长要时刻注意孩子的饮食习惯，培养孩子良好的生活习惯，不贪吃，不挑食，讲卫生，勤锻炼。

2 孩子腹部受凉要谨慎

　　夏天到了，最高气温可达35℃，如果在家里不开空调的话，光坐着不动，也会流汗。3岁的家明，每天在家里跑来跑去，一刻也不停，一会儿就一身大汗，身上还长了许多痱子。晚上不开空调，孩子热得翻来覆去，睡不踏实。家明妈妈真怕他会热得生病，想开空调给他吹吹，可又听人说宝宝太小，对温度的适应能力没有大人那么强，温度一会儿高，一会儿低的，特别容易着凉，导致宝宝腹泻。宝宝着凉腹泻常让很多家长防不胜防，看着孩子不停的腹泻、腹痛，您知道应该如何应对吗？

　　宝宝着凉腹泻的症状主要是轻度的腹痛和大便急迫感，泻后腹痛可自行缓解，一般只发生一两次。当宝宝出现腹泻的情况时，请家长注意给孩子的腹部保暖，以减少肠蠕动，可用毛巾包裹热水袋热敷腹部，同时让宝宝多休息。此时最需要注意的就是宝宝的饮食情况，在腹泻大量丢失水分的情况下，不宜马上禁食。禁食会加重脱水和酸中毒，如进食少，宝宝处于饥饿状态会引起肠蠕动增快和肠壁消化液分泌过多，从而加重腹泻。母乳喂养的宝宝可暂停添加辅食；人工喂养的宝宝可改喂稀释的牛奶或米汤，好转后再过渡到正常饮食。腹泻带来的卫生问题也需要家长的重视，每次大便后用温水清洗臀部，如肛周发红，可涂抹鞣酸软膏，防止出现尿布疹或继发感染。

专家提醒：

　　孩子多动，晚上睡觉容易因为热而踢被子，引起腹部着凉，建议家长可以给孩子做一个肚兜。

3 小儿腹泻的护理要点是什么

天天 3 岁了，前天妈妈带他去奶奶家，奶奶给天天做了很多好吃的。昨天天天开始出现发烧、腹泻等症状，一天拉十多次，大便呈蛋花汤样。现在天天不想吃饭，也没精神，妈妈该怎么办呢？

1. 给足够的流体以防脱水

从腹泻开始就要给小儿喂比平日更多的水，能喝多少就给多少，可给白开水、自制的糖盐水或口服 ORS 补液盐。6 个月以上的小儿可喂些茶汤、米汤，直到腹泻停止。

提示：千万不要给小儿喝高糖饮料、高糖果蔬、甜茶、汽水等，因为它们可使腹泻加重。

2. 给足够的食物以防营养不良

遵循少量多餐的原则，6 个月以下的小儿继续母乳喂养，但应注意比原来次数增多，且喂母乳的妈妈应该少食脂类食物；喂牛奶或奶粉的小儿，要在所喂的奶中加相当于平时 2 倍的温开水；已经添加离乳食品的小儿可给稀粥、烂面条、鱼肉末、少量蔬菜、新鲜水果汁、香蕉泥等，并适当在食物中加少许盐。

提示：一定不要给小儿禁食，这样会导致脱水，发生营养不良而影响体重增长。

3. 加强臀部皮肤的清洁和护理

因排便次数增多对臀部皮肤刺激性加大，所以小儿每次便后都要用清水冲洗臀部、会阴部，但不要用碱性清洁剂。

对还在用尿片的小儿最好选择一次性尿片。如果用自制的尿片，要选用柔软吸水的棉质布，而且每次用后应用碱性小的清洗剂洗干净。然后清水冲净，晾在日光下消毒。

提示：对臀部皮肤发红的小儿，可将小屁屁暴露于空气中使其干燥，然后涂些尿布疹膏。

4. 家长需观察并记录孩子的腹泻次数

清华大学第一附属医院儿科主任王俊怡介绍：生理性腹泻多见于纯母乳喂养的小儿或在更换奶粉时，只要照顾得当就会好转。但如果是病理性腹泻，家长一定要注意观察并记录大便次数、性状、颜色及量的变化。如果宝宝出现水样便且次数频繁，以及口渴、尿量明显减少等症状，应带宝宝到医院做进一步治疗。

5. 用碗勺代替奶瓶

王俊怡主任认为，母乳喂养可预防腹泻，需定时哺乳，避免在夏季或小儿生病时断奶。夏季避免饮食过量或食用脂肪多的食物；经常进行温水浴；保持良好的卫生习惯，食具、水杯、水瓶要经常消毒。奶瓶特别是橡胶奶头不易清洗消毒，很容易污染，导致小儿腹泻。喂养宝宝的工具可改用碗勺，因其污染的机会比奶瓶要少。另外，宝宝夜晚睡觉时要避免腹部受凉。

6. 当小儿腹泻不见好转或出现以下表现时要及时就医：①频繁大量水样便。②频繁呕吐、口渴加剧。③不能正常进食、进水。④口服 ORS 补液盐但尿仍很少，眼窝、前囟下陷，口唇干燥。⑤发热、便中带血。

专家提醒：

不要随意给腹泻患儿使用抗生素，最好听从医生的指导。

4 细菌性痢疾应该如何护理

急性期患者要卧床休息；大便频繁的，应用便盆、布兜或垫纸，以保存体力。以流食为主，开始最好只喝水，进淡糖水、浓茶水、果子水、米汤、蛋花汤等。病情好转者，可逐渐增加稀饭、面条等，切忌过早给予刺激性、多渣、多纤维的食物。不要吃生冷食品，可鼓励患者多吃生大蒜。

由于大便次数增多，小孩肛门受多次排便的刺激，皮肤容易溃破，因此每次便后，要用软卫生纸轻轻按擦后用温水清洗，并涂上凡士林油膏或抗生素类油膏。

要坚持按照医嘱服药 7～10 天，不要腹泻刚停就停止服药，这样容易使细菌产生耐药性，易转为慢性痢疾。

慢性痢疾患者饮食上需注意少食生冷，病情较重者应食用少油、少渣、高蛋白、高维生素食物，如豆浆、蛋汤、瘦肉末、菜泥等，以改善全身营养状况。

不要过度劳累，注意腹部保暖，防止着凉感冒，因身体抵抗力降低会使病情加重。要进行力所能及的各种体育锻炼，如散步、体操等，以增强体质。

一般采用中西医结合的方法治疗。为提高疗效，也可采取保留灌肠的给药方法，每天治疗 1 次。

采取切实可行的隔离消毒措施，切断传播途径。

第一，患者的食具、用具要单独使用，要有专用便盆。

教导家长使用避污纸，避免经手传播。由于工作的需要，来不及洗手时，可用避污纸防止相互感染。如家长正在干活，患者需用便盆，干净的手可以垫着一张干净的纸去拿便盆；或家长正处理大便等污物，孩子要喝水，也可以垫着一张纸拿水壶。这些干净的纸就是避污纸，采用这种方法，既省去来回洗手、消毒的麻烦，又达到避免交叉感染的目的。

将清洁的纸裁成方块（一般约 4cm×10cm 即可），串在一起，挂在墙上，从前向后使用。也可将裁好的纸摞在一起，放在固定的地方，从上往下使用。注意这些纸要保持清洁。

要正确使用避污纸。脏手拿避污纸时，要从中间抓取，注意不要污染下面的纸。使用时要注意纸的正、反面，即清洁面、污染面。湿手不要使用避污纸。一张纸只能使用一次，用完的避污纸要放在固定的纸篓里或纸袋里，最后一并处理。

第二，消毒食具、用具消毒。

注意手的消毒。患者和护理者必须做到饭前用流水、肥皂洗手。患者自己或家属处理完患者的大便后，必须用消毒水（如 5% 优氯净等）浸泡手 2 分钟，然后用流水将药液冲洗干净。

认真消毒粪便。痢疾患者的大便要排在便盆内。粪便要用药物消毒，可用 20% 漂白粉乳剂（100mL 水 +20g 漂白粉）或 10% 优氯净、来苏水、碳酸水消毒。消毒药液约是粪便的 1 倍，并用棍将粪、药搅拌混合均匀，放置 2 小时后再倒掉。便盆及搅拌棍要用同样的消毒药液浸泡、洗刷。

被患者粪便污染了的卫生纸要烧掉。污染的布、内裤要用 0.3%～0.5% 的优氯净浸泡 15 分钟后再洗涤使用。

第四，群体性痢疾患者的处理

单位中发现痢疾患者，应住院或在家隔离治疗。待患者离开后，要进行一次全面彻底的消毒工作（同病毒性肝炎的消毒要求）。

凡从事主食、副食、水源及托幼保教的工作人员，发病后要离开工作岗位隔离治疗，待症状消失，大便镜检阴性，停药后大便培养两次阴性，并由区卫生防疫站开具"痊愈证明"方可恢复工作。

确诊为慢性痢疾及带菌者，应立即调离原工作岗位。经治疗症状消失，由区卫生防疫站做粪便培养连续 3 次均为阴性，并开具"痊愈证明"方可恢复原工作。

5 细菌性痢疾治疗前的注意事项

❤ 应从控制传染源、切断传播途径和增强人体抵抗力三方面着手

（1）早期发现患者和带菌者，及时隔离和彻底治疗是控制菌痢的重要措施。从事饮食、保育及水厂工作的人员，更需做较长期的追查，必要时需暂调离工作岗位。

（2）切断传播途径搞好"三管一灭"，即管好水、粪和饮食以及消灭苍蝇，养成饭前、便后洗手的习惯。对饮食业、儿童机构工作人员定期检查带菌状态。一旦发现带菌者，应立即予以治疗并调离工作。

（3）保护易感人群。可口服依莲菌株活菌苗，该菌无致病力，但有保护效果，保护率达 85% ～ 100%。

❤ 家庭治疗措施

（1）多喝水：腹泻患者由于大量的排便，导致身体严重缺水和电解质紊乱，此时必须补充大量的水分。含有氯化钠、氯化钾和葡萄糖、枸橼酸钠的补液盐是理想的选择，因为它能补充体内丢失的葡萄糖、矿物质，并且调节钾、钠电解质、水和酸碱平衡。胡萝卜汁、苹果汁、西瓜汁等不仅能补充水分，还可以补充必需维生素，是很好的补充品。它们都是防止机体因腹泻而致脱水的良方。

（2）勿匆忙服药：若非是病毒或细菌感染引起的腹泻，或者严重腹泻产生并发症，普通的腹泻并不需要服药治疗。普通腹泻的症状一般不会超过 48 小时，所以，至少 2 天以内，勿用药物止泻，因为腹泻是体内排除毒素的方式。如今当患者发生急性腹泻时，医生多不鼓励其使用止泻剂，除非其他急需控制的情况。

（3）检查所用的药物：腹泻有时可能与其服用的药物有关，比如服用纾解胃灼热的制酸剂。制酸剂是最常引起腹泻的药物，故为了避免引起胃灼热相关性腹泻，建议使用仅含氢氧化铝的制酸剂。除制酸剂外，抗生素、奎尼丁、秋水仙素（抗痛风药）等也可能引起腹泻。如果怀疑是由药物引起的腹泻，应向医师询问。

（4）顺其自然：许多人喜欢用果胶、嗜酸菌、角豆粉、大麦、香蕉、瑞士干酪及各式各样的奇特食物来治疗腹泻。这些食物能约束肠道，延缓其蠕动，但实际上只是延长了问题来源在体内的停留时间。你真正需要的是将引发腹泻的物质排出体外，而最佳的方法就是顺其自然地排泄掉。

（5）远离厨房：腹泻期间不宜为家人煮饭烧菜，直到症状消除为止。如厕后要记得将手洗净，以免将病菌传染给他人。

🦋 饮食与营养疗法

（1）每天喝3碗米汤：米汤有益于治疗腹泻。用3杯水加半杯糙米煮45分钟，过滤后，每天喝3碗。吃米饭也可帮助粪便成形，并能提供维生素B。

（2）服用木炭片：木炭片每小时4粒，与水同服，直至情况好转。晚间使用，勿与其他维生素或药物合用。

（3）饮食清淡：腹泻期间应食用清淡的流质食物，如鸡汤等。因为在腹泻期间，肠道需要充分地休息。当服用鸡汤没问题后，可在症状改善时，在饮食中逐渐加入米饭、酸乳（含有益菌）、生菜等容易消化的食物。

（4）避免食用下列食物：腹泻时，需要避开的食物包括豆类、甘蓝等。其他含有大量碳水化合物的食物也会加重腹泻包括脂肪、小麦、含麸质的食物如（面包、面条及其他面粉制品）、苹果、梨子、李子、玉米、燕麦、马铃薯等。避免喝碳酸饮料，这类饮料所含的气体可能使腹泻加重。

（5）补充矿物质：服用海带粉胶囊，每天5粒，或食用海带汤以补充矿物质。每天服用100mg钾以补充流失的钾。

（6）用大蒜杀菌：可以在三餐时吃几头大蒜，以预防和治疗细菌性腹泻。如果不能或不愿吃生蒜，可以服用蒜头胶囊，每天3次，每次2粒，同样能起到杀菌（细菌及寄生虫）作用。

（7）补充必需营养素：①钙，每天1500mg，帮助粪便成形。维生素D每天400U，帮助钙吸收。②消化酶，用餐时服用，富含胰脏酵素，有助于消化。③镁，每天1000mg，帮助钙吸收，促进酸碱平衡。④车前子或燕麦麸，睡前服，有助于粪便成形。⑤不饱和脂肪酸，用量依产品指示，有助于粪便成形。⑥维生素B_1及烟酸及叶酸。⑦维生素E，每天400～1000U，保护结肠细胞膜。

6 如何正确添加辅食

云云现在4个月了，妈妈带孩子去做常规体检，医生说孩子体重偏轻，需要添加一些辅食补充营养。该如何给孩子添加辅食呢？很多患儿腹泻的原因是辅食添加不当造成的，那么怎样给孩子合理添加辅食呢？

1～2个月小儿

对母乳喂养儿不用喂水或果汁。对牛奶喂养儿，这一时期须经常补充水分，并添喂一些果汁和菜汤。

2～3个月小儿

需添加含有维生素C的食品。维生素C对婴儿的生长发育、血液的生成及骨骼健康都起着重要作用。随着小儿的生长发育，乳汁中的营养素满足不了婴儿身体的需要，尤其人工喂养的小儿，由于牛奶或奶粉要经多次加热，婴儿才能吃到，大部分维生素C已经被破坏，所以一定要额外补充维生素C。在新鲜蔬菜、水果中含有大量的维生素C，特别是带有酸味的食品如橘子、红果、西红柿等的含量较高。蔬菜可以做成菜汁给孩子喂食，为保存维生素 C，在做菜汁时要先将水煮开，然后再把洗净切碎的菜放在开水里，盖锅再煮开后将锅离火，不要开盖，待温后将水倒入奶瓶，加少许盐或糖，最好当天喝完。水果可以用同样的方法煮水喝，或用鲜果（橘子、西红柿）挤出果汁，稀释后喂食。

🦋 3~4个月小儿

开始补充造血的铁原料。铁是构成血色素的主要原料，婴儿在出生前，母亲就给孩子体内准备了一定数量的储备铁，而这些储备铁一般只够应用 4~5 个月，此后如果摄入不足，小儿就会发生缺铁性贫血。各种乳类的含铁量都很低，人乳和牛乳中每 100mL 只含有 0.1mg。儿童每天需要摄入 6~10mg 铁，而吃 1000mL 牛奶才能得到 1 mg 铁，所以必须添加辅食，以补充铁摄入的不足。含铁量较高的食品有动物肝脏、瘦肉、蛋黄、绿叶菜、黑木耳、海带等，其中最适合小儿消化的就是蛋黄。把鸡蛋煮熟后取出蛋黄，用水或奶调成粥状，加盐或糖用小勺喂食。婴儿从 3 个月开始试加 1/4 蛋黄，逐渐增多，满 4 个月后，每天食用 1 个，即可补充小儿铁摄入的不足。

🦋 5~6个月的小儿

可逐渐供给蛋羹、烂粥、面片、菜泥、肝泥、肉松、碎菜和肉糜等，以满足婴儿生长发育的需要。此时婴儿已能用牙龈磨碎细而软的食物，消化液的分泌也有所增强，味觉亦渐趋发达，可开始喂蛋黄及鱼、禽、肉的滤糊；到 6 个月时可开始喂肝泥，食物颗粒也可逐渐加粗。

🦋 7~9个月小儿

此时婴儿开始长牙，可以咀嚼食物，但食物的硬度应以婴儿能用舌头碾碎为标准。另外，食物的形态也可开始改变，例如，可在糊状食物内添加柔软的半固态颗粒，其大小可逐渐增大。8 个月以上的婴儿可选用市售的高蛋白营养米粉等食品。

🦋 9～12个月小儿

此时婴儿的咀嚼能力已大为增强，对固体食物的消化能力也逐渐增强，故糊状食物内的颗粒可以加得更大。例如，可以加完整的米粒、碎面条和大豆碎粒等。12个月以后，已进入幼儿期，消化能力更趋完善，就可以开始吃大人的饭食了。

专家提醒：

家长给孩子添加辅食要遵循由稠到稀、由少到多的原则。

7 小儿腹泻出现哪些情况时要及时到医院就诊

李娜的宝宝13个月了，但宝宝10个月的时候拉了次肚子，持续很长时间，没有别的症状，就没有去医院，之后也没调理过。现在是什么都不敢吃，一不小心就拉肚子。李娜看着宝拉肚子，心里别提多难受了。平时什么都不敢给他吃，只敢吃些奶粉、鸡蛋羹、菜汤泡馍馍。孩子这种症状用不用到医院做一个系统的治疗？小儿腹泻出现哪些情况时应及时到医院就诊？

小儿腹泻病情轻重差别很大，并发症多，病情变化快。在家中治疗，必须注意病情变化，以下几种情况需要重点观察：

🦋 脱水

患儿呕吐、腹泻致体液丢失，会引起脱水，脱水重的小儿甚至会发展为休克而导致死亡。家长应注意以下几点：①呕吐、腹泻次数及吐泻量：如果吐泻次数频繁、吐泻量大容易导致脱水。②尿量：小儿超过3小时没有小便或小便量极少，且颜色黄，一般提示是轻中度脱水。③前囟、眼窝：如果前囟，眼窝有凹陷则为脱水的表现。④皮肤、黏膜：面色苍白、皮肤黏膜干燥、弹性差也是脱水的表现。⑤精神烦躁或萎靡都可以是脱水的表现。⑥眼泪：哭时眼泪少或没有眼泪都是脱水的表现。⑦休克表现为面色发灰或皮肤发花、出冷汗、精神极度萎靡、四肢发冷、脉搏细数、尿量少，这是危急的症状，极容易引起死亡，应立即住院治疗。

🦋 腹痛

腹痛是小儿腹泻常见的伴发症状，但程度都比较轻，常在排便前后出现阵发性疼痛。如果小儿腹痛严重或为持续性，应注意大便的性质和颜色。如果大便为赤豆汤样或为果酱色，都应立即住院治疗，防止发生出血性小肠炎或肠套叠。

🦋 惊厥

腹泻时小儿的钙、镁丢失较多，可引起低钙惊厥或低镁惊厥。脱水、酸中毒纠正后尤其容易出现低钙惊厥，往往表现为全身性或局限性惊厥，同时伴有口唇青紫，对于这样的危重症应立即处理。

🦋 腹胀

一般腹泻多无腹胀或仅有轻度腹胀，如果腹胀比较严重，往往是伴有低钾血症或是严重的感染，应及时住院治疗。

🦋 体温升高

如果体温持续在38℃以上，说明感染严重，中毒症状重，应住院治疗。

8 小儿如何合理使用抗生素

小儿腹泻要少用抗生素。腹泻不是一种独立的疾病，而是很多疾病的一个共同表现，可伴有呕吐、发热、腹痛、腹胀、黏液便、血便等症状。小孩是腹泻的高发人群之一，一旦孩子出现腹泻，应及早接受正规治疗。

小儿发生腹泻有多种原因，如果是细菌引起的腹泻，病情急，伴有发热等感染症状时，应诊断明确，及时给予有效的抗生素治疗。但有些容易腹泻的孩子常用抗生素治疗，结果肠道内许多正常的寄生菌也被杀死了，破坏了肠道正常的微生态，使肠道的抗感染能力大大减弱，孩子就容易反复腹泻。对这些孩子的治疗就要特别注意控制抗生素的使用。

腹泻时如果感染不严重可不用抗生素，而应适当使用改善肠道微生态的药物，使肠道内有益菌群正常生长，这些菌群对外来致病菌有抑制作用，可提高肠道的抗病能力。肠道中数量较多的有益菌是厌氧的双歧杆菌，双歧杆菌制剂有丽珠肠乐、培菲康、金双歧等，用于感染性腹泻和非感染性腹泻都会有较好的效果。

因此，小儿腹泻应接受正规治疗，乱用抗生素危害大。专家指出，产生腹泻用药误区的关键是，人们没有建立正确的治疗腹泻的观念，往往是凭借主观想法来治疗。所以专家提醒患者，最好到医院进行检查、咨询，并在医生的指导下进行治疗。

专家提醒：

滥用广谱抗生素，易引起菌群失调和二重感染，可加重消化功能紊乱，如不及时停药，可致迁延不愈者，预后差。

9 家长对小儿腹泻的认识有哪些误区

孩子腹泻即禁食

张奶奶的宝贝孙子晟晟伤食后出现腹泻，每天拉稀水便六七次，还伴有呕吐。张奶奶自作主张，认为孩子越吃越拉，决定给他禁食，饿得孩子哭闹不止，腹泻症状也未减轻。

有人主张对急性腹泻采用禁食 8～12 小时，甚至 24 小时的饥饿疗法，这实际上是错误的。研究表明，即使急性腹泻时，患儿胃肠道的消化吸收功能也不会完全消失，对营养物质的吸收仍可达到正常的 60%～90%。较长时间的饥饿，不仅不利于患儿营养的维持，还会使其营养状况进一步恶化，并影响肠黏膜的修复、更新，降低小肠的吸收能力，使免疫力下降，反复感染，最后导致"腹泻—营养不良—易致腹泻"的恶性循环中。因此，对急性腹泻儿应继续喂食。母乳喂养儿可正常哺乳及喂水；人工喂养儿可先喂稀释牛奶（牛奶 1 份加水 2 份）2～3 天，以后逐渐增至全奶；半岁以上的患儿可选用米汤、稀饭或烂面条等，并给些新鲜水果汁或水果以补充钾，再加些熟植物油、蔬菜、肉末或鱼末等，但均需由少到多，逐渐过渡到已经习惯的平常饮食。

服糖盐开水可防止脱水

甜甜才 11 个月，患秋季腹泻，每天拉稀水样便 5～8 次，每次大便量多。甜甜妈听说给孩子服糖盐开水可防止脱水，于是在温开水中加些白糖和食盐给孩子喂服，结果甜甜脱水现象反而加重了，只好到医院看医生。

在白开水中随意加糖、盐是不能起到防治脱水的作用的。

腹泻喝鸡汤补营养

鸡汤作为一种营养物质，对人体确有补益作用，但这并不意味着什么人都适宜喝鸡汤。毋庸置疑，婴幼儿腹泻时会丢失大量的营养物质。因而，一些年轻的父母为了给孩子增加营养，喜欢给孩子喂食高营养的液体食物，比如鸡汤等。殊不知，给孩子喂鸡汤不但达不到壮体强身的目的，反而会给孩子带来麻烦。

研究发现，鸡汤进入人体后，蛋白质合成显著增多，而人体每合成 1g 蛋白质即需 0.45mg 的钾，由于钾不断进入细胞，人体为维持平衡，钠也大量进入血液和细胞液中，因而造成体液渗透压增高——高钠血症。所以，婴幼儿在腹泻时不宜喝鸡汤。

🦋 腹泻的孩子一点油也不能吃

人们在小儿患腹泻时，常常让患儿忌油。这种做法只适用于急性肠炎，且一般不得超过 3 天。

有些小儿容易腹泻，尤其是渗出性体质的孩子，腹泻可持续很长时间，不应长期忌油。如长期忌油，可使小儿消耗体内贮存的脂肪，引起消瘦，还影响脂溶性维生素的吸收与利用，久之，可影响孩子的生长发育。长期忌油还可造成腹泻，易发生在 6 个月至 3 岁的小儿，称为"学步婴儿腹泻"或慢性非特异性腹泻，这与小肠黏膜上酶的活性增强有关。如腺苷酸环化酶使前列腺素增加，促使胃肠蠕动加快，造成腹泻。这种腹泻可用植物油治疗，多价不饱和脂肪酸可抑制这一过程。婴儿长期腹泻，吃些植物油有益无害。乳母严格忌油可使婴儿腹泻，所以也不要忌油。

🦋 宝宝腹泻应该多喝水

腹泻宝宝不宜喝水，因为宝宝持续腹泻，丢失的钾和钠比较多，白开水中并不含这些成分，而且过量饮水会稀释胃酸，影响孩子食欲。如果孩子口渴的话，可以给他服用口服补液盐。因为口服补液盐中含有适当比例的糖、碱、氯化钾和氯化钠，可以帮助宝宝补充丢失的电解质，让宝宝尽快恢复。

10 小儿腹泻要谨慎用药

临床上治疗腹泻的药物很多，但有些药物对于机体发育尚不完善的小儿来说是不宜服用的。

🦋 氟哌酸（诺氟沙星）

对致病性和产毒性大肠杆菌、沙门菌属等所致的胃肠炎、菌痢有良好疗效，临床应用广泛，为人们熟知。但因该药及其同类（喹诺酮类）药物有引起骨病变的可能，因此12岁以下小儿不宜选用。

🦋 易蒙停（洛哌丁胺）

适用于各种病因引起的急慢性腹泻的治疗。但其作用强烈，用于低龄儿童易致药物不良反应，如影响中枢神经系统等，加之曾有新生儿用药致死的报道，故国内外均限制其用于低龄儿。我国规定5岁以下儿童禁用。

🦋 复方地芬诺酯（复方苯乙哌啶）

适用于急慢性功能性腹泻及慢性肠炎的治疗。该药每片含盐酸地芬诺2.5mg、硫酸阿托品0.025mg。其中地芬诺酯对肠道作用类似吗啡，可直接作用于肠平滑肌，作用亦很强烈。由于国内外不断有应用该药致小儿中毒甚至死亡的报道（死亡病例集中于小于2岁的婴幼儿），又因该药小儿用药剂量至今尚无统一标准，因此2岁以下婴幼儿禁用，2岁以上小儿应慎重使用（严格控制用药剂量）。

🦋 四环素

具有广谱抗菌作用，治疗感染性腹泻具有一定疗效。但8岁以下小儿应用四环素及同类药物，如土霉素、多西环素（强力霉素）、米诺环素（美满霉素）等可致恒齿感染、牙釉质发育不良和骨生长抑制，因此8岁以下的小儿应避免应用此类药物。

🦋 药用炭

能吸附导致腹泻及腹部不适的多种有毒与无毒刺激物，减轻其对肠壁的刺激性，减少肠蠕动，从而起到止泻的作用。但由于该类药吸附作用强且无选择性，对消化酶如胃蛋白酶、胰酶的生物活性均有影响，长期应用可致小儿营养不良，故3岁以下小儿禁止长期应用。

11 婴幼儿腹泻的预后与哪些因素有关

婴幼儿腹泻的预后与病儿的体质、病因、治疗时机和治疗方法有关。

体质因素

体质衰弱（重症营养不良、佝偻病）的病儿，由于机体代谢调节能力较差，抵抗力低下，容易发生各种并发症，使腹泻迁延不愈，预后较差。新生儿、早产儿病情易于迅速恶化，预后也较差。

病因

耐药性致病性大肠杆菌或其他耐药菌感染预后较差，继发二重感染者如真菌、金黄色葡萄球菌等感染预后也差。

治疗时机

轻型腹泻若未及时治疗，导致病情加重，迁延日久，预后较差。

治疗不当

未进行调整或适当限制饮食，减少胃肠道负担；未及时控制肠道内外感染或纠正水、电解质紊乱和加强护理，导致各种并发症，常可影响预后。